30 Giorni di Sfida Alimentare:

Oltre 100 Deliziose Ricette di cibi Integrali per Dimagrire e Mantenersi in forma

Amanda Kathleen

+ O

Unidades.

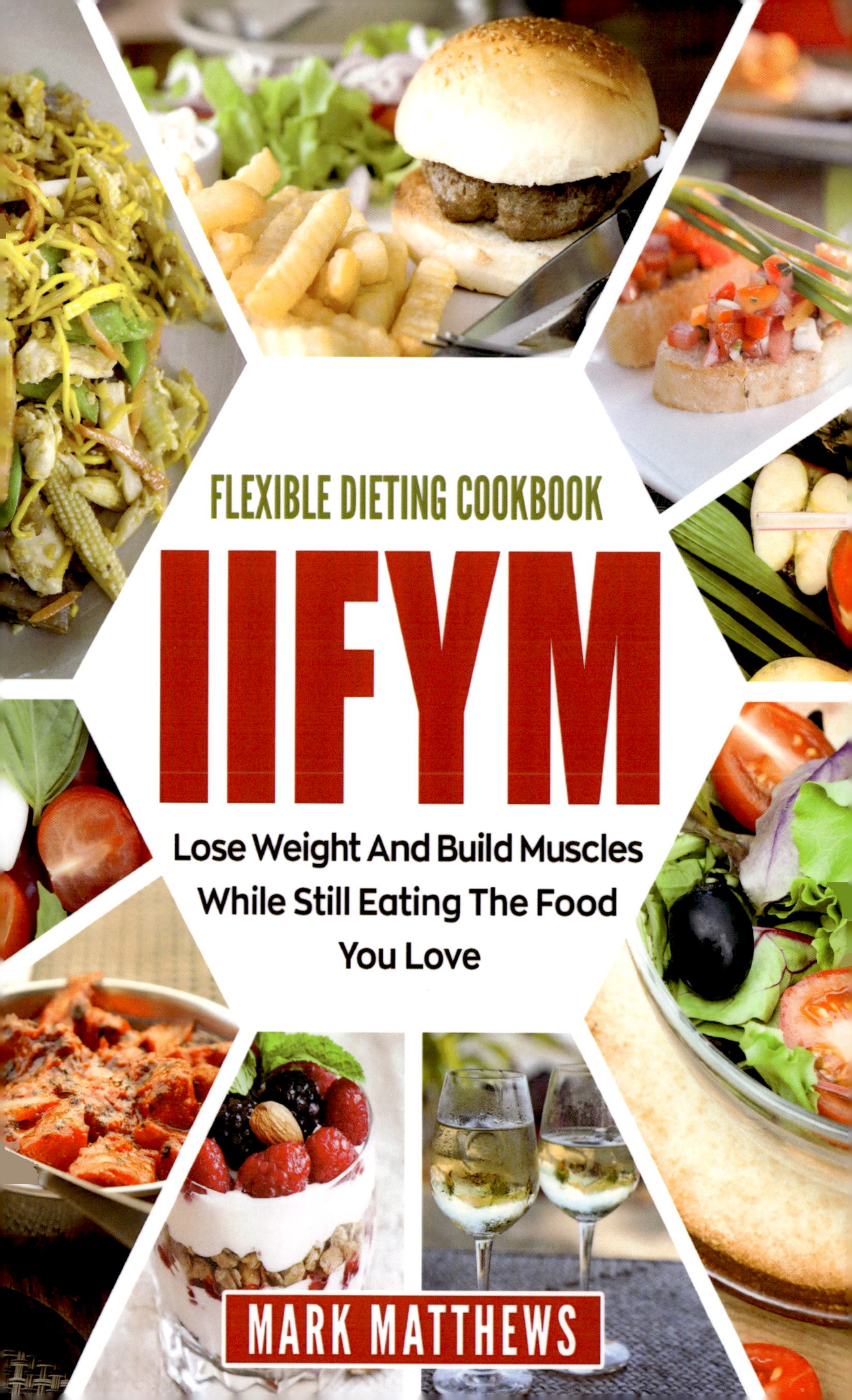

FLEXIBLE DIETING COOKBOOK
IIFYM
Lose Weight And Build Muscles While Still Eating The Food You Love
MARK MATTHEWS

NOTE LEGALI

DIRITTO D'AUTORE

NEGAZIONE

SOMMARIO

INTRODUZIONE

Vivere sani e mantenersi in forma è un prerequisito necessario per una lunga vita in questo mondo. E non possiamo essere sani se continuiamo a consumare cibi che avranno un impatto negativo sulla nostra salute. La maggior parte degli alimenti venduti sono carichi di additivi alimentari e sostanze chimiche che gli esperti hanno avvertito che non è stato confermato che siano sicuri per il nostro corpo. Da qui la necessità di guardare ciò che consumiamo e andare su un programma che ripristinerà la nostra relazione alimentare del corpo in modo sano.

L'intera dieta alimentare enfatizza il consumo di cibi naturali completi. Questo libro "30 giorni Whole Food Challenge: oltre 100 deliziose ricette di cibi integrali per perdere peso e rimanere in forma" è stato scritto per guidarti spiegando le basi di questo tipo di dieta, i benefici e come puoi preparare questi piatti che non sono solo delizioso ma anche sano

Non puoi compromettere la tua salute e la tua vita a scapito del cibo, sia esso fast food, giunche, ecc. Impara come vivere in modo sano andando su tutta la dieta alimentare. Cambierà definitivamente la tua vita.

Amanda Kathleen

CAPITOLO PRIMO

UNA PANORAMICA

Qual è l'intera dieta alimentare?

Significa una dieta che enfatizza il consumo di alimenti che sono ancora allo stato naturale crudo. Si tratta di alimenti che sembrano ancora come crescevano in natura o molto vicini ad esso. Fondamentalmente, gli alimenti che non sono stati manomessi e non sono stati aggiunti prodotti chimici o conservanti.

Il corpo umano funziona in modo più efficiente sul cibo che si trova nella sua forma naturale o molto vicino ad esso. Quando abbiamo fatto lavorare il corpo sugli alimenti trasformati, stiamo rendendo più difficile il lavoro del corpo nella lavorazione di quei cibi e se il lavoro del corpo è reso più facile, la vita sarà facile per noi, perché vivremo sani.

Quali sono gli alimenti integrali?

Il cibo intero si riferisce a prodotti di qualsiasi tipo come:
- cereali integrali (riso, grano integrale, avena, miglio, quinoa, orzo ecc.)
- Verdure fresche come cetrioli, verdure a foglia verde, avocado, zucca, ravanelli, carote e patate dolci
- Frutta fresca o secca come arance, uva, mele, pere, anguria, pomodori, mango, ananas, fragole e banane

- Prodotti lattiero-caseari che non contengono zuccheri aggiunti o aromi chimici come il semplice yogurt greco
- Carne, pesce e pollame che viene cotto, arrostito, grigliato o bollito
- Frutta a guscio e legumi e prodotti a base di essi, ad esempio hummus e burro di noci a patto che non siano presenti prodotti chimici, zuccheri aggiunti o grassi malsani.

Quanto segue non costituisce alimento intero
- Alimenti con troppi ingredienti, additivi chimici o ingredienti che non è possibile pronunciare
- Prodotti alimentari trasformati come: cracker, purè di patate reidratati o biscotti snack bar e caramelle, zuppe preparate e cene / dessert surgelati, la maggior parte di cereali e pane in scatola, spaghetti scottati e sughi per pizza e yogurt
- La maggior parte dei cibi e condimenti refrigerati preparati.

Come funziona?

Per quanto possibile è necessario evitare cibi carichi di sostanze chimiche e conservanti e ottenere le vostre esigenze nutrizionali da fonti alimentari naturali. Tuttavia, tieni presente che il cibo a base vegetale inizia a deteriorarsi non appena si staccano dalla loro fonte di vita, quindi è consigliabile mangiare frutta e verdura intera entro un giorno o in un secondo momento dal prelievo o dall'acquisto per ottenere i maggiori benefici nutrizionali da loro. Anche frutta e verdura surgelate possono essere una scelta nutriente, poiché vengono congelate rapidamente subito dopo la raccolta.

Ecco una guida ai pasti campione per l'intero piano di dieta alimentare. Si consiglia di consumare una varietà di cibi integrali per tutto il giorno per soddisfare adeguatamente le esigenze nutrizionali del tuo corpo.

Colazione
- Si può mangiare pane integrale con formaggio reale, stare lontano da cereali in scatola, farina d'avena istantanea e pasticcini commerciali.
- Puoi anche mangiare fiocchi di latte e frutta, yogurt bianco con latte naturale e uova.

- Una ciotola di frutta tagliata e / o chicchi interi cotti (riso integrale, quinoa, ecc.)
  Con latte di mandorle o di soia.

Pranzo

- Puoi grigliare, cuocere o arrostire la tua scelta di cibo per il giorno sia maiale,
  pollo, manzo o pesce, verdure possono anche essere incluse nel corso principale.
- Ciotola di burrito con avocado
- insalata verde con una varietà di verdure e fagioli,
- Curry o antipasto saltato in padella con riso integrale
- Una ciotola di abbondante zuppa di verdure.
- Panini su pane integrale

Cena

- Patate al forno o zucca invernale condita con verdure crude e / o cotte o un
  peperoncino piccante.
- Pasta integrale con salsa di pomodoro fresco e verdure
- Funghi arrostiti di zucca, melanzane o portabello su insalata
- Zuppa o peperoncino fatti in casa

Spuntini

Gli spuntini sono consentiti nella dieta alimentare completa. Di seguito sono riportati vari
snack che possono essere consumati

- Caseificio: formaggio, yogurt, uova sode
- Frutta come mele, pere, melone, pompelmo, arancia, frutta secca
- Verdure come patatine, carote, avocado, sedano, peperone, zucchine
- Frutta a guscio come pistacchi, mandorle, anacardi, mix di tracce, burro di noci
- Barrette per snack a base di ingredienti alimentari integrali (ad esempio KIND)
- Fagioli come fagioli neri, edamame, lenticchie e hummus
- Evitare patatine fritte, barrette energetiche e bevande zuccherate come la soda.

Gli alimenti integrali possono essere ottenuti dai mercati degli agricoltori locali e dagli
stand delle fattorie. I negozi di alimentari vendono anche cibi integrali, anche se non
saranno freschi come quelli che troverete nei mercati degli agricoltori. Una ricerca online
per "mercati degli agricoltori", "stand produttivi" e "CSA" (agricoltura sostenuta dalla
comunità) vicino a te ti aiuterà a localizzare i prodotti locali più freschi.

Benefici

- L'obiettivo di questa dieta è il cibo intero. Non richiede denaro extra che verrà speso per alimenti dietetici speciali. Tutto ciò di cui hai bisogno per questo programma è prontamente disponibile nel tuo negozio di alimentari locale o nel mercato degli agricoltori.
- Prendendo abbastanza sonno, acqua, verdura e frutta, la tua pelle apparirà più luminosa e più giovane e brilleranno anche i tuoi capelli.
- Eliminando gli alimenti confezionati e lavorati dalle diete ti aiuta a stare lontano da disturbi causati da additivi alimentari e sostanze chimiche e ti mantieni anche in forma. I cibi spazzatura e gli alimenti a rapida preparazione non sono stati in alcun modo vantaggiosi per la salute del nostro corpo.
- Cibi integrali, verdura e frutta sono ricchi di nutrienti come calcio, fibre, magnesio, vitamine del gruppo B, proteine, vitamina D, acidi grassi essenziali e potassio che il corpo ha bisogno di mantenersi in perfetta forma.
- Sono pieni di grassi buoni, questo elimina il consumo di grassi trans e grassi saturi dalla vostra dieta che non sono benefici per la vostra salute.
- La maggior parte dei cibi interi come cereali integrali, frutta, verdura, noci, semi, legumi e fagioli sono ricchi di fibre che aiutano la digestione e la regolarità. La fibra riduce il rischio di diabete, aiuta a ridurre il colesterolo, protegge dalle malattie cardiache e mantiene i tratti intestinali sani e funzionanti correttamente.
- Gli alimenti integrali forniscono più energia al corpo. Si eccitano e impediscono ai corpi di dover abbattere alimenti come prodotti animali correlati a cancro, diabete e cattiva salute cardiaca.

Le sfide

- Richiede molto sforzo da svolgere e molto restrittivo. Saranno necessari molti aggiustamenti in termini di preparazione dei pasti, acquisto di generi alimentari (controllando sempre le etichette per contenuti limitati).
- Il cibo preparato da sé può richiedere molto tempo e richiede molta energia. Ma gli alimenti preparati in casa sono privi di sostanze chimiche e additivi che ti impediscono di avere molti problemi di salute.

- A volte è molto costoso consumare cibi interi. Questo è uno degli effetti collaterali, ma devi anche sapere che il consumo di alimenti trasformati può allo stesso tempo causare disturbi e malattie al tuo corpo.
- Passare dalla vecchia dieta a questa dieta potrebbe causare problemi digestivi. Questo non dovrebbe causare preoccupazioni poiché il corpo ha bisogno di tempo per adattarsi a questa nuova dieta.

Se riscontri problemi di digestione, i seguenti suggerimenti ti aiuteranno a superare il problema,

- Prendi più piccoli morsi e assicurati di masticare bene il cibo
- Mangia un sacco di frutta e verdura
- Non essere troppo pieno
- Mangia pasti equilibrati
- Aumentare gradualmente l'assunzione di verdure e fibre
- Mangia cibi con probiotici
- Immergere i fagioli prima di mangiare
- Elimina il grano e i latticini dal tuo cibo
- Evitare gli zuccheri falsi
- Ridurre l'assunzione di assunzione di frutta fresca e secca

I seguenti suggerimenti ti aiuteranno ad avere successo durante questo programma di dieta.

- Utilizzare farina integrale invece di farina bianca
- Controlla sempre le etichette prima di acquistare prodotti alimentari per ingredienti, additivi chimici o ingredienti che non puoi pronunciare
- Si consiglia di cucinare sempre il cibo per evitare di mangiare accidentalmente nei ristoranti. Mangiare nei ristoranti non ti aiuterà perché non saprai se quegli ingredienti sono conformi al cibo intero.
- Evita gli alimenti non sulla tua dieta dagli amici durante l'intero programma di dieta alimentare.
- Pensa a cibi integrali naturali. Cuocere utilizzando frutta, peperoni, cipolle, erbe fresche e altri alimenti con note di sapore intrinsecamente forti per condire il cibo.
- Impara a fare gli avanzi. Preparare queste ricette potrebbe essere laborioso e stressante. È consigliabile fare extra in modo da avere gli avanzi.
- Compra cibo che è in stagione. Questo ti aiuterà a risparmiare denaro.
- Utilizza la pentola a cottura lenta per risparmiare più tempo. Questo aiuta perché

tutto ciò di cui hai bisogno è solo per buttare gli alimenti in esso mentre aspetti che cucini da solo. Ciò consente di risparmiare tempo in cucina.

30 giorni di sfida per il cibo intero

Ciò significa che per 30 giorni la tua attenzione è rivolta al cibo intero e ridurre i cibi lavorati. In questi 30 giorni, ti aiuterà a risparmiare denaro, mangiare sano, sentirsi meglio e perdere peso.

Come abbiamo discusso sopra questa sfida significa abbracciare cibi integrali come verdure, frutta e cereali integrali, oltre a proteine e grassi sani. Significa anche ridurre i cereali raffinati, aggiungere zuccheri, additivi, conservanti, grassi malsani e grandi quantità di sale.

Se sei pronto per questa sfida ti preghiamo di leggere come spiegherò in dettaglio, passo dopo passo, su come preparare questi deliziosi pasti sia per colazione, pranzo, snack e cena.

Capitolo Due

Ricette Per La Colazione

Pane Tostato Alla Cannella Di Mele

Resa: 4 porzioni

Dimensione della dose: 1 ciotola

Tempo di preparazione: 10 minuti

Tempo di cottura: 8 ore

Tempo totale: 8 ore e 10 minuti

INGREDIENTI

- ¾ tazza metà e metà
- 1 ¾ cucchiaino. cannella in polvere
- 8 fette di pane integrale, tagliate a metà
- 5 uova, sbattute
- ¾ tazza di latte
- ¼ cucchiaino. buon sale marino
- Spray da cucina
- 3 mele sbucciate, carotate e affettate
- 4 cucchiai. zucchero di canna, diviso

ISTRUZIONI PER LA COTTURA

1. Prima di spruzzare l'olio da cucina nella pentola a cottura lenta.

2. Sequenza dello strato di pane.

3. Top questo strato con le fette di mela.

4. Prendi le uova (prima versa metà uovo poi metà), latte, sale, cannella e tre cucchiai di zucchero di canna e mescolate bene.

5. Versare questa miscela sulla parte superiore delle fette di mela.

6. Cospargere il rimanente zucchero di canna in cima.

7. Sigilla correttamente la pentola.

8. Cuocere a bassa temperatura per 6-8 ore.

9. Lascia raffreddare prima di servire.

Colazione Quinoa

Resa: 5 porzioni

Dimensione della dose: 1 tazza

Tempo di preparazione: 5 minuti

Tempo di cottura: 2 ore

Tempo totale: 2 ore e 5 minuti

INGREDIENTI

- 4 date, tritate
- 1 mela, sbucciata, tagliata a dadini e tagliata a dadini
- 1 cucchiaino. estratto di vaniglia
- 2 cucchiaini. cannella
- ¼ cucchiaino. sale

- 3 tazze di latte di mandorla

- ¼ cucchiaino. Noce moscata

- 1 tazza di quinoa

- ¼ tazza pepitas

ISTRUZIONI PER LA COTTURA

1. Metti tutti gli ingredienti in una pentola a cottura lenta.
2. Impostarlo su alta temperatura.
3. Quindi cuocere per 2 ore.
4. Servilo caldo.

Rotoli Di Cannella Arancioni

Resa: 12 porzioni

Dimensione della dose: 1 rotolo

Tempo di preparazione: 15 minuti

Tempo di cottura: 30 minuti

Tempo totale: 45 minuti

INGREDIENTI

- 4 cucchiai. Burro, diviso

- 1 uovo, battuto

- ¼ oz. pacchetto attivo lievito secco

- 1 tazza e mezzo di farina di grano integrale

- 4 cucchiaini. cannella in polvere

- 2 cucchiai. succo d'arancia, diviso
- ½ cucchiaino. sale marino
- ½ cucchiaino. scorza d'arancia, grattugiata
- 1 tazza di zucchero a velo, setacciata
- 1 tazza e mezzo di farina per tutti gli usi
- ¾ tazza di latte non grasso, riscaldato
- ¾ tazza di zucchero di canna, diviso

ISTRUZIONI PER LA COTTURA

1. Mescolare e mescolare correttamente il lievito, il latte e 2 cucchiai di zucchero di canna in una ciotola.
2. Lasciare agire per circa 10 minuti.
3. Aggiungi 2 cucchiai di burro e uova nella miscela di lievito. E mescolare molto bene.
4. In un'altra ciotola mescolare sia la farina, la buccia d'arancia, il succo e il sale.
5. Piegare questo nella miscela principale.
6. Impasta (lavora con le mani) per circa 5 minuti.
7. Appoggia la padella con un po 'di burro.
8. Crea un rettangolo dall'impasto.
9. In una piccola ciotola, unire la cannella e lo zucchero di canna rimanente.
10. Quindi posizionarlo in frigorifero durante la notte.
11. Cuocere in forno a 350 * F per 18-20 minuti.
12. Decorare (spolverare) con zucchero a velo prima di servire.

Colazione Burrito

Tempo di preparazione: 5 minuti

Tempo di cottura: 5 minuti

Tempo totale: 10 minuti

Dimensione della dose: 1

INGREDIENTI

- ¼ tazza di verdure tritate (spinaci, olive nere, peperoni, pomodori, ecc.)
- Prosciutto affettato (dovrebbe essere abbastanza grande da essere piegato e di medio spessore in modo che non si rompa una volta avvolto. Sarà necessaria più di una fetta)
- 2 uova (o albumi)
- Salsa, guacamole, coriandolo possono essere utilizzati ma sono opzionali.

ISTRUZIONI PER LA COTTURA

1. Soffriggere le verdure in un filo d'olio a fuoco medio-alto.
2. Quindi sbatti le uova in una piccola ciotola e versa sopra la verdura mista.
3. Con l'aiuto di una spatola, mescolare la miscela fino a quando ben cotta. Una volta fatto trasferire le uova dalla padella.
4. Quindi rotolare il prosciutto attorno alle uova e tornare sulla padella.
5. Grigliare per alcuni secondi ogni lato fino a quando il prosciutto è leggermente marrone.
6. Ora puoi servire con salsa, guacamole e un rametto di coriandolo fresco in cima.

Pancake E Salsiccia

Resa: 16 porzioni

Dimensione della dose: 1 fetta

Tempo di preparazione: 15 minuti

Tempo di cottura: 40 minuti

Tempo totale: 55 minuti

INGREDIENTI

- 2 tazze di latte senza grassi
- pec tazza di noci pecan, tritate
- Mix di pancake da 3 tazze
- 2 mele sbucciate, carotate e affettate
- Sciroppo d'acero da 1/4 di tazza
- 1 libbra di salsicce cotte a colazione precotte
- 3 uova
- 1 cucchiaino. zenzero macinato

ISTRUZIONI PER LA COTTURA

1. Preriscaldare il forno fino a 350 * F.
2. Rivestire la padella con gli spilli di olio da cucina.
3. In una ciotola, unisci le uova, lo zenzero e il latte.
4. Prendi un'altra ciotola, unisci le noci e il pancake e mescola bene.
5. Aggiungi la prima miscela nella seconda miscela e aggiungi metà delle mele e delle salsicce.

6. Versare il composto in una teglia.

7. Adornate le restanti mele e salsicce e cuocete per circa 40 minuti.

8. Coprire con lo sciroppo d'acero prima di servire.

Chia Cioccolato E Budino Di Frutti Di Bosco Freschi

Resa: 4 porzioni

Dimensione della dose: 1 tazza

Tempo di preparazione: 5 minuti

Tempo di cottura: 30 minuti

Tempo totale: 35 minuti

INGREDIENTI

- ½ tazza di mirtilli freschi, tritati
- 2 tazze di latte
- ½ tazza di semi di chia
- 2 cucchiai. sciroppo d'acero
- ½ tazza di lamponi freschi tritati
- 2 cucchiai. polvere di cacao
- ½ tazza di more fresche, tritate

ISTRUZIONI PER LA COTTURA

1. In primo luogo mettere tutti gli ingredienti in una ciotola e mescolare bene.

2. Quindi raffreddare in frigorifero per 1 o 2 ore.

3. Quando diventa adeguatamente freddo, servilo.

Uovo Di Avocado Cotto

Tempo di preparazione: 5 minuti

Tempo di cottura: 15 minuti

Tempo totale: 20 minuti

INGREDIENTI

- 1/2 limone, spremuto
- 1 avocado
- Sale marino e pepe
- 2 uova

ISTRUZIONI PER LA COTTURA

1. Preriscaldare il forno a 425 ° F.
2. Estrarre l'interno dell'avocado lasciando un bordo da mezzo pollice.
3. Rompete l'uovo nell'avocado e mettetelo su una teglia da forno. Quindi cospargere di succo di limone, sale e pepe su entrambe le metà dell'avocado.
4. Quindi cuocere per 15 minuti o fino a quando i tuorli impostati.
5. Puoi mettere un po 'di carta stagnola sulla tua cookie per una pulizia molto più facile!

Tortilla Breakfast Strata

Resa: 12 porzioni

Dimensione della dose: 1 ciotola

Tempo di preparazione: 20 minuti

Tempo di cottura: 50 minuti

Tempo totale: 1 ora e 10 minuti

INGREDIENTI

- 4 once. peperoncino verde in scatola, a dadini
- 1 cucchiaio. olio d'oliva
- 8 uova
- 6 tortillas di grano integrale
- 2 tazze di formaggio Monterey Jack, grattugiato
- ¾ lb. verdure a foglia verde, tritate grossolanamente
- 2 tazze di latte magro
- 14 once. pacchetto di salsiccia, tritato
- ¾ cucchiaino. buon sale marino

ISTRUZIONI PER LA COTTURA

1. In primo luogo mettere l'olio d'oliva in una padella a fuoco medio.
2. Rosolare la salsiccia in olio d'oliva per circa 10 minuti.
3. Quindi rimuoverlo dalla padella e drenare.
4. Metti le verdure a foglia verde nella padella e gira finché non diventa morbido e appassito per circa 6 minuti.

5. In una ciotola, mescolare bene latte, uova e sale.

6. Rivestire la casseruola con un po 'd'olio.

7. Mettere la metà delle tortillas al suo interno.

8. Versare in alto con metà del formaggio, metà delle verdure a foglia verde e metà del peperoncino.

9. Versare metà della miscela di uova in esso.

10. Ripeti il livello usando la stessa procedura.

11. Raffreddare (fare raffreddare) in frigorifero per 2 ore.

12. Cuocere in forno a 350 * F per 50 minuti.

Farina D'avena Caramellata

Resa: 6 porzioni

Dimensione della dose: 1 ciotola

Tempo di preparazione: 5 minuti

Tempo di cottura: 2 ore

Tempo totale: 2 ore e 5 minuti

INGREDIENTI

- ¼ cucchiaino. Noce moscata
- 4 mele, tagliate a fettine sottili
- 7 tazze di latte di mandorla
- 1 ½ cucchiaino. cannella
- ¼ cucchiaino. Zenzero
- 10 date, immerse in acqua per mezz'ora
- Sciroppo d'acero da 1/4 di tazza
- 2 tazze d'avena tagliate in acciaio

ISTRUZIONI PER LA COTTURA

1. Per prima cosa mettete le mele, la cannella, l'avena, il latte di mandorle, la noce moscata e lo zenzero in una pentola a cottura lenta.
2. Impostalo su alto e cuoci per 3 ore.
3. Mentre aspetti, metti le date e lo sciroppo d'acero in un frullatore e mescolalo correttamente.
4. Mescolare fino a quando la consistenza è liscia.
5. Servire la miscela di acero e dattero con l'avena cotta.

Mela E Cannella Cotte

Resa: 6 porzioni

Dimensione della dose: 1 fetta

Tempo di preparazione: 10 minuti

Tempo di cottura: 25 minuti

Tempo totale: 35 minuti

INGREDIENTI

- 1 ½ cucchiaino. cannella
- ½ cucchiaino. sale marino
- 2 tazze di quinoa, cotte
- 2 uova, sbattute
- ¼ cucchiaino. Noce moscata

- ¼ cucchiaino. Zenzero

- 10 date, snocciolate e immerse in acqua per mezz'ora

- 1 mela, grattugiata

- ½ tazza di salsa di mele non zuccherata

- 1 cucchiaino. bicarbonato di sodio

ISTRUZIONI PER LA COTTURA

1. Preriscaldare prima il forno fino a 350 * F.
2. Quindi mettere le date in un colino per drenare l'acqua da esso.
3. Metti la quinoa e le date in un robot da cucina e batti gli impulsi fino a quando non si mescolano bene.
4. Aggiungi il resto degli ingredienti.
5. Metti un po 'più di impulsi su di esso.
6. Quindi versare tutto questo composto in una teglia.
7. Cuocere la miscela per 25 minuti.
8. Lasciar raffreddare e fare delle fette prima di servire.

Scone Di Mandorle E Mirtilli

Resa: 8 porzioni

Dimensione della dose: 1 fetta

Tempo di preparazione: 10 minuti

Tempo di cottura: 30 minuti

Tempo totale: 40 minuti

INGREDIENTI

- 1 ¼ tazze di anacardi crudi
- 1 cucchiaino. estratto di vaniglia
- 1 tazza di mirtilli freschi
- 1 cucchiaino. lievito in polvere
- Sciroppo d'acero da 1/4 di tazza
- 1 cucchiaino. estratto di mandorla
- ¼ di tazza di olio di cocco
- 2 uova, sbattute
- ½ cucchiaino. sale marino
- polvere di arrowroot da ¼ di tazza

ISTRUZIONI PER LA COTTURA

1. Preriscaldare prima il forno a 350 * F.
2. Schiacciare gli anacardi in un robot da cucina fino a quando non diventano polvere.
3. Versare la polvere di anacardio in una ciotola.
4. Aggiungi il resto degli ingredienti secchi dentro.
5. In un'altra ciotola combinare gli ingredienti umidi.
6. Quindi mescolare questa miscela nella prima ciotola.
7. Versare il composto in una teglia e infornare per 30 minuti.
8. Lascia raffreddare prima di affettare e servire.

Cialde Di Patate Dolci

Resa: 6 porzioni

Dimensione della dose: da 1 a 2 waffle

Tempo di preparazione: 10 minuti

Tempo di cottura: 10 minuti

Tempo totale: 20 minuti

INGREDIENTI

- ½ tazza di prosciutto tagliato a dadini
- 2 cucchiaini. lievito in polvere
- 1 tazza di purè di patate dolci
- 1 tazza e mezzo di farina di grano integrale
- ½ cucchiaino. sale marino
- ¼ tazza di amido di mais
- 1 tazza di latticello
- Spray da cucina
- 2 cucchiai. zucchero di canna
- ¼ cucchiaino. Noce moscata, grattugiata
- 2 uova
- 4 cucchiai. burro, sciolto

ISTRUZIONI PER LA COTTURA

1. Preriscaldare prima la piastra per waffle.
2. Quindi mescolare la maizena, il lievito, la farina, lo zucchero di canna, la noce moscata e il sale in una ciotola.

3. In una ciotola distinta prendi uova, burro, purea di patate dolci e latticello e frusta in modo appropriato.

4. Versare questa raccolta di uova, burro, purea di patate dolci e latte burro nella prima miscela.

5. Aggiungi le fette di prosciutto e fai cuocere la piastra per waffle con olio da cucina.

6. Quindi versare abbastanza pastella (miscela di tutti gli ingredienti) in esso.

Frittata Di Spinaci

Resa: 8 porzioni

Dimensione della dose: 1 omelette

Tempo di preparazione: 5 minuti

Tempo di cottura: 15 minuti

Tempo totale: 20 minuti

INGREDIENTI

- 2 cucchiaini. lievito in polvere
- ½ tazza di lievito alimentare
- ½ cucchiaino. sale marino
- 4 tazze di spinaci, tritate
- 2 tazze di farina di ceci
- ⅓ tazza d'acqua
- 3 cucchiai. farina di lino
- 2 cucchiaini. Curcuma
- 1 cucchiaino. polvere d'aglio

1. In primo luogo mettere tutti gli ingredienti secchi tranne gli spinaci in una ciotola.

2. Mescolare per mescolare bene.

3. Mettere ⅓ della miscela in una padella e cuocere a fuoco medio.

4. Aggiungi acqua in esso.

5. Quindi mescolare molto bene.

6. Aggiungi un po 'di spinaci nella pastella (miscela).

7. Cuocilo per 5 o 7 minuti da ciascun lato.

8. Servire con gli spinaci rimanenti.

Pane Tostato Di Avocado Sudoccidentale

Resa: 4 porzioni

Dimensione della dose: 1 pezzo

Tempo di preparazione: 10 minuti

Tempo di cottura: 3 minuti

Tempo totale: 13 minuti

INGREDIENTI

- 3 pomodori, tagliati a dadini

- 1 cucchiaio. coriandolo, tritato

- ½ tazza di cipolla, a dadini

- 2 cucchiai. succo di lime appena spremuto

- 2 avocado, purè

- Pizzico di sale marino

- 1 spicchio di aglio, tritato

ISTRUZIONI PER LA COTTURA

1. Prima combinare tutti gli ingredienti in una ciotola eccetto pane e avocado. E mescolalo bene.
2. Toast il pane fino a quando non diventa marrone dorato.
3. Distribuire uno strato di avocado schiacciati e la miscela di altri ingredienti su ogni fetta.
4. Mettere le fette in un piatto correttamente e quindi servirlo.

Scricchiolio Di Pane Tostato Alla Cannella

Resa: 1 porzione

Dimensione della dose: 1 tazza

Tempo di preparazione: 1 ora e 15 minuti

Tempo di cottura: 30 minuti

Tempo totale: 1 ora e 45 minuti

INGREDIENTI

- ¼ tazza di salsa di mele
- 1 cucchiaino. estratto di vaniglia
- 2 uova, sbattute
- ¼ tazza di latte di mandorla
- ¼ tazza di zucchero di canna
- ¼ cucchiaino. lievito in polvere
- 1 tazza di farina di sorgo

- 1 tazza di farina d'avena
- 1 cucchiaino. cannella
- ¼ di tazza di olio di cocco

ISTRUZIONI PER LA COTTURA

1. Preriscaldare prima il forno fino a 350 * F.
2. Mettere le 2 farine, lo zucchero di canna, il lievito e la cannella in una terrina e mescolare bene.
3. Quindi prendi un'altra ciotola e mescola il resto degli ingredienti.
4. Dopo, mescolare le due miscele e mescolarle correttamente.
5. Avvolgere la pasta nell'involucro e raffreddarla in frigorifero per 1 ora.
6. Arrotolare l'impasto il più sottile possibile e premere con decisione in una teglia.
7. Cuocere in forno per 30 minuti, lanciandolo a metà.
8. Utilizzare un tagliapasta per farne delle fette e poi servirlo.

Frullato Di Zucca Di Cocco

Tempo di preparazione: 5 minuti

Tempo totale: 5 minuti

Dosi: 2 porzioni

INGREDIENTI

- 1 tazza di latte di cocco
- 2 cucchiaini di torta di zucca (può essere sostituita con cannella e zenzero)

- 1 tazza di ghiaccio

- 1 banana congelata affettata

- 1 tazza di purea di zucca biologica

- È possibile aggiungere un misurino di polvere di collagene per più proteine

ISTRUZIONI PER LA COTTURA

1. Prima di tutto aggiungere latte di cocco, spezie per torta di zucca, zucca, banana e ghiaccio a Blendtec o Vitamix.
2. Miscela su ciclo frullato o alta velocità fino a quando non è liscia.

Toast Alla Francese Al Forno

Resa: 8 porzioni

Dimensione della dose: 1 pezzo

Tempo di preparazione: 15 minuti

Tempo di cottura: 25 minuti

Tempo totale: 40 minuti

INGREDIENTI

- ½ cucchiaino. scorza d'arancia, grattugiata

- ¼ tazza di succo d'arancia appena spremuto

- 8 fette di pane integrale, tagliato a bastoncini

- ¾ tazza di latte
- ¾ sciroppo d'acero in tazza
- 4 uova
- ¼ cucchiaino. Noce moscata, grattugiata
- 1 cucchiaino. estratto di vaniglia
- ¼ cucchiaino. sale marino
- Spray da cucina

ISTRUZIONI PER LA COTTURA

1. Preriscaldare prima il forno fino a 375 * F
2. Spruzzare la teglia con olio da cucina.
3. Metti la scorza d'arancia, il succo d'arancia e lo sciroppo d'acero in una teglia da cucina.
4. Portare a ebollizione e poi (rimanere) per 10 minuti.
5. In una ciotola fondere correttamente latte, uova, noce moscata, estratto di vaniglia e sale marino.
6. Quindi schiacciare ogni fetta di pane nella miscela.
7. Disporre queste fette sulla teglia e infornare per 15 minuti.
8. Drizzle con lo sciroppo d'acero-arancio prima di servire.

Mele E Pere Con Quinoa

Resa: 1 porzione

Dimensione della dose: 1 tazza

Tempo di preparazione: 30 minuti

Tempo di cottura: 4 ore

Tempo totale: 4 ore e 30 minuti

INGREDIENTI

- 2 cucchiaini. cannella
- ¼ cucchiaino. Zenzero
- 5 pere, carotate e affettate
- ½ tazza d'acqua
- 1 tazza di quinoa, cotta
- 1 cucchiaino. estratto di vaniglia
- 5 mele, carotate e affettate
- ¼ cucchiaino. Noce moscata
- ¼ cucchiaino. Chiodi di garofano

ISTRUZIONI PER LA COTTURA

1. Per prima cosa mettete tutti gli ingredienti tranne la quinoa in pentola a cottura lenta.
2. Passare ad alta temperatura.
3. Quindi cuocere per circa 4 ore.
4. Lasciare raffreddare la miscela dopo di allora.
5. Metti la miscela e la quinoa e gli impulsi nel frullatore e frulla fino a renderla liscia.
6. Mettilo in frigorifero prima di servire.

Capitolo Tre

Ricette Di Frutti Di Mare

Frutti Di Mare Con Patate E Cavolo

Resa: 4 porzioni

Dimensione della dose: 1 ciotola

Tempo di preparazione: 10 minuti

Tempo di cottura: 25 minuti

Tempo totale: 35 minuti

INGREDIENTI

- 1 ½ libbra di filetti di ippoglosso, tagliati a pezzi grandi
- 12 capesante marinare
- 1 tazza di cavolo, tritata
- 4 patate, quarto di taglio
- 6 tazze di brodo di sodio ridotto
- ¼ cucchiaino. buon sale marino
- 2 cucchiai. olio d'oliva, diviso
- 1 porro, porzione bianca affettata sottilmente
- ¼ cucchiaino. Pepe nero appena macinato

1. Versare metà dell'olio in una pentola a fuoco medio.

2. Quindi aggiungere la cipolla verde e cuocere per 8 minuti.

3. Aggiungere il cavolo, le patate e fare una zuppa sottile.

4. Sobbollire per 10 minuti.

5. Aggiungi il pesce e fai sobbollire per 12 minuti.

6. Cospargere le capesante con sale e pepe.

7. Metti giù l'olio rimanente nella padella.

8. Cuocere le capesante nella pentola per circa 2 o 3 minuti su ciascun lato.

9. Mestilo nelle ciotole e servi caldo.

Salmone Al Forno Con Salsa Di Mango

Resa: 4 porzioni

Dimensione della dose: 1 filetto di salmone e 1 cucchiaio. salsa

Tempo di preparazione: 5 minuti

Tempo di cottura: 6 minuti

Tempo totale: 11 minuti

INGREDIENTI

- 1 ½ cucchiaio. succo di lime

- 1 ½ cucchiaino. olio vegetale

- 1 scalogno, tritato

- ¼ cucchiaino. Pepe nero

- 1 cucchiaino. sale marino fine, diviso

- 1 peperone jalapeño, seminato e tritato
- ½ tazza di coriandolo
- 4 filetti di salmone
- 2 mango, pelati e tagliati a dadini

ISTRUZIONI PER LA COTTURA

1. Preriscaldare il forno fino a 425 * F.
2. Quindi, in una ciotola mescolare l'olio vegetale con il pepe e la metà del sale.
3. Rivestire tutti i lati del pesce con la miscela di olio vegetale.
4. Metti giù il filetto di pesce in una teglia.
5. Cuocere per 5-6 minuti.
6. In una terrina mescolare jalapeño, mango, succo di lime, scalogno e sale rimanente.
7. Servire il salmone con la miscela di mango e salsa e il coriandolo.

Merluzzo Croccante Al Forno

Resa: 4 porzioni

Dimensione della dose: 1 filetto di merluzzo

Tempo di preparazione: 10 minuti

Tempo di cottura: 12 minuti

Tempo totale: 22 minuti

INGREDIENTI

- 4 filetti di merluzzo (senza pelle)

- 2 cucchiai. succo di limone, diviso
- ¼ tazza di pangrattato integrale
- 3 cucchiai. prezzemolo tritato
- ¾ cucchiaino. buon sale marino
- 2 cucchiai. erba cipollina, tritata
- ¼ cucchiaino. Pepe nero appena macinato
- Spray da cucina
- 3 cucchiai. burro, fuso e diviso

ISTRUZIONI PER LA COTTURA

1. Preriscaldare prima il forno fino a 425 * F.
2. Rivestire la teglia con olio da cucina.
3. Condisci il baccalà con sale e pepe.
4. Cospargere metà del burro fuso sopra il merluzzo.
5. Gocciolamento con metà della linfa di limone.
6. In una terrina mescolare il prezzemolo, il pangrattato e l'erba cipollina.
7. Condisci il merluzzo con questa miscela.
8. Cospargere con il rimanente succo di limone e il burro e cuocere in forno per circa 10 - 12 minuti.

Tonno Al Forno Con Spinaci E Salsa Di Fragole

Resa: 4 porzioni

Dimensione della dose: 1 piccolo piatto

Tempo di preparazione: 10 minuti

Tempo di cottura: 22 minuti

Tempo totale: 32 minuti

INGREDIENTI

- 2 cucchiai. succo di limone appena spremuto, diviso
- 4 filetti di tonno (disossati e senza pelle)
- 1 libbra. Fragole, tagliate a dadini
- 2 kiwi, tagliati a dadini
- 2 cucchiai. foglie di menta fresca, tritate
- 1 libbra. Foglie di spinaci baby
- 1 peperone jalapeño, tritato
- 1 cucchiaino. scorza di limone
- 1 cetriolo a dadini

ISTRUZIONI PER LA COTTURA

1. Preriscaldare prima il forno fino a 350 * F.
2. Quindi sistemare con attenzione i filetti di tonno su una teglia.
3. Spruzzare la scorza di limone sui filetti.
4. Cuocere per 15 minuti.
5. In una ciotola, mescolare insieme cetrioli, fragole, jalapeño, kiwi, menta e metà della linfa di limone.
6. Prendi l'olio in una padella a fuoco medio.
7. Aggiungere gli spinaci e cuocere per 5 o 7 minuti.
8. Quindi aggiungere il succo di limone rimanente ad esso.
9. Metti gli spinaci in quattro piastre.
10. Aggiungi sopra, i filetti di tonno e la salsa prima di servire.

Vongole Con Pomodori Essiccati Al Sole

Resa: 4 porzioni

Dimensione della dose: 1 ciotola

Tempo di preparazione: 10 minuti

Tempo di cottura: 26 minuti

Tempo totale: 36 minuti

INGREDIENTI

- ½ tazza di pomodori essiccati al sole, affettati
- 24 vongole, lavate, sciacquate e scolate
- 2 cucchiai. prezzemolo tritato
- 1 cipolla, tagliata a fettine sottili
- 5 spicchi d'aglio affettati sottilmente
- ⅛ cucchiaino. buon sale marino
- 2 cucchiaini. olio extravergine d'oliva
- ⅛ cucchiaino. fiocchi di peperoncino rosso, schiacciati
- ½ tazza di vino bianco secco

ISTRUZIONI PER LA COTTURA

1. Versare l'olio in una padella larga a metà cottura.
2. Friggere la cipolla fino a farla rosolare per circa 10 minuti.
3. Aggiungere ad esso, aglio, sale e peperoncino e Cuocere per 1 minuto.
4. Aggiungi i pomodori e il vino.
5. Portalo a ebollizione e cuocetelo a fuoco lento per 3-5 minuti.

6. Aggiungi le vongole. Coprire e lasciar cuocere per 10 minuti.

7. Quindi rimuovere le vongole che non si sono aperte.

8. Mestolo (cucchiaio) in ciotole di zuppa.

9. Guarnire con prezzemolo prima di servire.

Pesce Gatto In Cocco Al Curry

Resa: 4 porzioni

Dimensione della dose: 1 tazza

Tempo di preparazione: 10 minuti

Tempo di cottura: 21 minuti

Tempo totale: 31 minuti

INGREDIENTI

- Filetto di pesce bianco da 1 ¼ libra, tagliato a cubetti
- 5 tazze di foglie di spinaci baby
- ¼ tazza di foglie di coriandolo fresco
- 2 cucchiai. succo di lime
- 1 ½ cucchiaio. pasta di curry rosso
- 1 cucchiaino. zucchero
- 1 cucchiaio. olio di cocco
- 1 cipolla bianca, tagliata a fettine sottili
- 1 tazza di latte di cocco
- ¼ cucchiaino. buon sale marino

- 1 cucchiaio. salsa di pesce

ISTRUZIONI PER LA COTTURA

1. Per prima cosa aggiungere l'olio a una padella profonda a fuoco medio.
2. Quindi mettere la cipolla nell'olio e cuocere per 6 minuti.
3. Mescolare la pasta di curry rosso, lo zucchero, il latte di cocco e il sale.
4. Mescolare bene e cuocere a fuoco lento.
5. Aggiungi il pesce, la salsa di pesce e gli spinaci.
6. E cuocere per 15 minuti.

Guarnire con il coriandolo e fare la doccia con la linfa prima di servire.

Pesce Alla Griglia Con Oliva E Prezzemolo

Resa: 4 porzioni

Dimensione della dose: 1 filetto di pesce e 1 cucchiaio di salsa

Tempo di preparazione: 10 minuti

Tempo di cottura: 10 minuti

Tempo totale: 20 minuti

INGREDIENTI

- 1 cucchiaio. origano fresco
- 1 cucchiaio. olio extravergine d'oliva
- ¾ lb. filetti di coda di rospo, a forma di farfalla
- 1 cucchiaio. succo di limone appena spremuto

- ½ tazza di prezzemolo
- ¼ cucchiaino. buon sale marino
- ¼ cucchiaino. Pepe nero macinato
- 1 tazza di olive, snocciolate

ISTRUZIONI PER LA COTTURA

1. Strofina il sale e pepe sui filetti di pesce.
2. Raffreddare in frigorifero per 2 ore.
3. Prima preriscaldare la griglia.
4. Quindi mettere il succo di limone, il prezzemolo, le olive e l'origano in un robot da cucina.
5. E pulsa fino a quando non è ben miscelato, ma ancora un po 'grosso.
6. Usa carta assorbente per asciugare il pesce.
7. Spazzolalo con l'olio.
8. Grigliare il pesce per 8-10 minuti.
9. Servilo con salsa.

Spaghetti Con Sarde E Pinoli

Resa: 4 porzioni

Dimensione della dose: 1 ciotola

Tempo di preparazione: 15 minuti

Tempo di cottura: 15 minuti

Tempo totale: 30 minuti

INGREDIENTI

- ½ cipolla, a dadini
- ¾ tazza di prezzemolo tritato
- 8 oz. spaghetti di grano integrale, cucinati secondo le indicazioni sulla confezione
- 2 cucchiai. aceto di vino rosso
- ¼ tazza di pinoli, tostato
- ¼ cucchiaino. buon sale marino
- ¼ cucchiaino. Pepe nero appena macinato
- 2 cucchiai. succo d'arancia
- 3 cucchiai. ribes secchi
- 4 once. sardine in olio d'oliva
- 1 cucchiaio. olio extravergine d'oliva

ISTRUZIONI PER LA COTTURA

1. In una ciotola, mescolare il succo d'arancia e il ribes e mettere da parte.
2. Prendi l'olio dalle sarde e versalo nella padella.
3. Aggiungi l'olio extravergine d'oliva.
4. Rosolare la cipolla per 5 minuti.
5. Quindi aggiungere le sarde e mescolare con la cipolla.
6. Cospargere di sale e pepe per condire.
7. Lancia gli spaghetti sopra di esso.
8. Aggiungere il ribes e il succo d'arancia, insieme all'aceto e ai pinoli.
9. Guarnire con i pinoli prima di servire.

Gratin Di Spinaci E Rombo

Resa: 4 porzioni

Dimensione della dose: 1 fetta

Tempo di preparazione: 30 minuti

Tempo di cottura: 30 minuti

Tempo totale: 60 minuti

INGREDIENTI

- 1 tazza mezza e metà
- ½ cucchiaino. Noce moscata, grattugiata
- 2 spicchi d'aglio, tritati
- ¼ tazza di erba cipollina fresca, tritata e divisa
- ½ cucchiaino. buon sale marino
- 16 once. spinaci
- 1 ½ cucchiaio. Burro, diviso
- ¾ lb. filetti di rombo (senz'ossa e senza pelle)
- 1 ½ cucchiaio. briciole di pane integrale
- 1 scalogno, tritato
- 1 cucchiaio. Farina per tutti gli usi
- ¼ cucchiaino. pepe bianco macinato

ISTRUZIONI PER LA COTTURA

1. Preriscaldare prima il forno a 400 * F.
2. Ungere la teglia con un po 'di burro.
3. Sciogliere il burro rimasto in una padella a fuoco medio.

4. E cuocere il pesce per 5 minuti.

5. Trasferire il pesce in un piatto da portata e coprirlo con un foglio di alluminio per tenerlo al caldo.

6. Nella stessa padella, aggiungere l'aglio e lo scalogno e cuocere per 4 minuti.

7. Quindi aggiungere la farina e cuocere per un altro minuto.

8. Aggiungi sale, pepe, metà e metà noce moscata. Lasciate sobbollire per 2 minuti.

9. Prendi una ciotola grande, mescola gli spinaci, il pesce cotto e l'erba cipollina insieme

10. Aggiungi questo al composto di aglio e scalogno. Mescola bene.

11. Distribuire tutto il composto su una pirofila.

12. Consegnare la mano superiore con il pangrattato.

13. Cuocilo per 15 minuti.

14. Lasciarlo raffreddare un po 'e affettarlo prima di servire.

Capesante Con Salsa Di Dragoncello

Resa: 6 porzioni

Dimensione della dose: 1 ciotola

Tempo di preparazione: 10 minuti

Tempo di cottura: 10 minuti

Tempo totale: 20 minuti

INGREDIENTI

- ½ cucchiaino. Pepe nero macinato
- 1 cucchiaio. olio extravergine d'oliva
- 1 ½ libbra. Capesante selvatiche
- 2 cucchiai. aceto di riso

- 2 scalogni tritati
- 2 tazze di ciliegie fresche, snocciolate e un quarto di taglio
- 1 cucchiaio. dragoncello, tritato
- ½ cucchiaino. buon sale marino

ISTRUZIONI PER LA COTTURA

1. Prima asciugare le capesante con carta assorbente prima di condire con sale e pepe.
2. In una pentola versare l'olio e attendere che diventi molto caldo prima di aggiungere le capesante.
3. Lasciate scottare fino a quando non diventa marrone su entrambi i lati.
4. Trasferiscili su un piatto da portata. Coprire con un foglio per tenere al caldo.
5. Ridurre il fuoco e mettere gli scalogni nella padella.
6. Cuocere per circa 2 minuti.
7. Aggiungi le ciliegie e l'aceto dentro.
8. Cuocere per altri 5 minuti.
9. Versare la miscela di ciliegie sulle capesante e cospargere con il dragoncello prima di servire.

Teriyaki Al Salmone Con Riso

Resa: 4 porzioni

Dimensione della dose: 1 ciotola

Tempo di preparazione: 10 minuti

Tempo di cottura: 30 minuti

Tempo totale: 40 minuti

INGREDIENTI

- 14 once. verdure miste surgelate 4 cucchiai. salsa teriyaki, divisa
- 4 filetti di salmone (disossati e senza pelle)
- 4 tazze di riso integrale, cotte
- 1 cucchiaino. olio d'oliva

ISTRUZIONI PER LA COTTURA

1. Preriscaldare prima il forno fino a 350 * F.
2. Disporre quindi i filetti di salmone su una teglia.
3. Doccia con 1 cucchiaio di salsa teriyaki.
4. E cuocere per 20 minuti.
5. Mentre aspetti, versa l'olio in una padella a fuoco medio.
6. Aggiungi le verdure surgelate.
7. Mescola molto bene fino a quando le verdure sono un po 'morbide ma ferme.
8. Aggiungi del riso integrale e mescola bene.
9. Quindi aggiungere la rimanente salsa teriyaki.
10. Metti il riso in quattro ciotole.
11. Guarnire con il salmone e servire.

Capitolo Quattro

Ricette Di Insalata

Insalata Di Sedano E Mandorle

Resa: 6 porzioni

Dimensione della dose: 1 ciotola

Tempo di preparazione: 15 minuti

Tempo di cottura: 0 minuti

Tempo totale: 15 minuti

INGREDIENTI

- 2 cucchiai. scorza di limone
- ¾ cucchiaino. fiocchi di peperoncino rosso, schiacciati
- 2 oz. date, snocciolate
- ½ tazza di prezzemolo tritato
- ¼ tazza di menta fresca, tritata
- ½ tazza di acqua calda
- ½ tazza di sedano, affettata sottilmente
- ¼ tazza di mandorle intere, tostate e tritate
- 2 cucchiai. tahini
- ¼ tazza di succo di limone appena spremuto
- ¼ cucchiaino. buon sale marino

1. Prendi le date in una ciotola.

2. Immergere in acqua calda per 10 minuti.

3. Quindi trasferire le date e il liquido nel frullatore.

4. Aggiungi tahini, succo di limone, scorza di limone, sale e scaglie di peperoncino.

5. Mescolare fino a che liscio.

6. Toss con prezzemolo, menta e sedano.

7. Guarnire con le mandorle prima di servire.

Insalata Mediterranea

Resa: 4 porzioni

Dimensione della dose: 1 ciotola

Tempo di preparazione: da 30 minuti a 1 ora

Tempo di cottura: 0 minuti

Tempo totale: 15 minuti

INGREDIENTI

- 3 cucchiai. aceto di vino rosso

- 1 spicchio di aglio, tritato

- 15 once Fagioli in scatola non salati, sgocciolati

- 1 cucchiaino. timo fresco, tritato

- 1 tazza di pomodori a grappolo, tagliati a metà

- 1 tazza di kale, steli rimossi e affettati
- ½ tazza di cipolla tritata
- 1 tazza di fiori di broccoli
- 1 cucchiaio. prezzemolo fresco tritato
- 2 cucchiai. Olive di Kalamata tritate
- 1 cetriolo, tritato

ISTRUZIONI PER LA COTTURA

1. Metti tutti gli ingredienti in una grande ciotola.
2. Raffreddare in frigorifero per 30 minuti a 1 ora prima di servire.

Insalata Di Cavoli, Avocado E Carote

Resa: 4 porzioni

Dimensione della dose: 1 ciotola

Tempo di preparazione: 5 minuti

Tempo di cottura: 0 minuti

Tempo totale: 5 minuti

INGREDIENTI

- 2 cucchiai. semi di sesamo, tostati
- ¼ di tazza di cipolla, affettata sottilmente
- 1/2 avocado, sbucciato, snocciolato e tagliato a cubetti

- 2 cucchiai. succo di limone appena spremuto

- ½ cucchiaino. salsa di soia a basso contenuto di sodio

- 2 tazze di carote, grattugiate

- 4 tazze di cavolo, steli rimossi e tritati finemente

ISTRUZIONI PER LA COTTURA

1. Prendi tutti gli ingredienti in una grande insalatiera.

2. Schiacciare l'avocado e mescolarlo con il resto degli ingredienti nella ciotola.

3. Servire quando si è raffreddati per un po '.

Insalata Verde Con Salsa Al Limone Miso

Resa: 8 porzioni

Dimensione della dose: 1 tazza

Tempo di preparazione: 5 minuti

Tempo di cottura: 0 minuti

Tempo totale: 5 minuti

INGREDIENTI

- 3 cucchiai. pasta di miso bianca

- 8 ravanelli, tagliati e affettati

- 8 tazze di foglie di lattuga, tritate

- 1 ½ tazza di orzo, cotta

- 3 cucchiai. succo di limone appena spremuto

- 15 once ceci in grani in scatola non salati, sciacquati e sgocciolati
- 1 cetriolo, affettato sottilmente
- 1 scalogno, tritato finemente
- 3 cucchiai. succo di mela non zuccherato

ISTRUZIONI PER LA COTTURA

1. Prendi prima la lattuga, l'orzo, i ceci, il cetriolo e i ravanelli in una grande insalatiera.
2. In una ciotola più piccola, unire lo scalogno, il succo di mela, il succo di limone e la pasta di miso e mescolare bene.
3. Condire l'insalata con il condimento prima di servire.

Insalata Di Ravanelli

Resa: 6 porzioni

Dimensione della dose: 1 ciotola

Tempo di preparazione: 5 minuti

Tempo di cottura: 0 minuti

Tempo totale: 5 minuti

INGREDIENTI

- ¾ tazza di foglie di menta fresca, a fette
- ¼ cucchiaino. buon sale marino

- 3 cucchiai. succo di limone appena spremuto

- 1 cucchiaio. aceto

- Cavolo rapa da 2 libbre e mezzo, sbucciato e affettato sottilmente con mandolino

- 1 cucchiaio. miele

- 6 ravanelli, pelati e affettati sottilmente con mandolino

ISTRUZIONI PER LA COTTURA

1. Mescolare il miele, l'aceto e il succo di limone in una ciotola.
2. Quindi mescolare il resto degli ingredienti nella medicazione.
3. E condire con il sale prima di servire.

Insalata Di Cous Cous

Resa: 8 porzioni

Dimensione della dose: 1 insalatiera

Tempo di preparazione: 10 minuti

Tempo di cottura: 0 minuti

Tempo totale: 10 minuti

INGREDIENTI

- 2 zucchine, affettate

- 1 ¼ di tazza di acqua calda

- 1 tazza di cuscus integrale

- ¼ tazza di prezzemolo

- ⅛ cucchiaino. buon sale marino

- ¼ tazza tahini

- 5 cucchiai. aceto di vino bianco

- 1 tazza di pomodori a grappolo, tagliati a metà

- 15 once ceci in scatola, sciacquati e scolati

ISTRUZIONI PER LA COTTURA

1. Versare l'acqua in una ciotola.
2. Immergere il cous cous in esso per 5 minuti.
3. Fluff con una forchetta.
4. Quindi in un'altra ciotola, mescolare il sale, il tahini e l'aceto.
5. In un'insalatiera, lancia le zucchine, i ceci, i pomodori e il couscous con il condimento tahini.
6. Guarnire con prezzemolo prima di servire.

Insalata Di Salmone

Resa: 4 porzioni

Dimensione della dose: 1 piatto di insalata

Tempo di preparazione: 15 minuti

Tempo di cottura: 10 minuti

Tempo totale: 25 minuti

INGREDIENTI

- 6 tazze di baby kale
- ¾ lb. filetto di salmone (senza pelle, senza osso)
- 2 cucchiai. peperoni jalapeño sott'aceto, tritati
- 1 avocado, snocciolato, sbucciato e tritato, diviso
- 2 cucchiai. succo di limone appena spremuto

ISTRUZIONI PER LA COTTURA

1. Prima preriscaldare il forno fino a 400 * F.
2. Copri la teglia con la pergamena.
3. Disporre i filetti di salmone sulla teglia.
4. E cuocere per 10 minuti.
5. Frammenta la carne con una forchetta.
6. Schiacciare l'avocado con succo di limone.
7. Tira il cavolo in questa miscela.
8. Metti la miscela di cavolo e avocado su piatti di insalata.
9. Top con i filetti di salmone e jalapeños.

Capitolo Quinto

Ricette Zuppa

Minestrone

Resa: 8 porzioni

Dimensione della dose: 1 ciotola

Tempo di preparazione: 15 minuti

Tempo di cottura: 1 ora e 10 minuti

Tempo totale: 1 ora e 25 minuti

INGREDIENTI

- ¼ cucchiaino. buon sale marino
- 2 cucchiai. olio d'oliva
- 1 tazza di ceci cotti, scolati
- 15 once può fagioli bianchi, sciacquati e scolati
- 1 tazza di cavolo, affettata
- 2 gambi di sedano, affettato
- 1 cipolla, tritata
- 4 spicchi d'aglio, schiacciati e tritati
- 6 tazze di brodo vegetale ridotto di sodio
- 1 cucchiaio. basilico fresco, tritato
- ¼ cucchiaino. Pepe nero appena macinato

- ¾ tazza di parmigiano grattugiato

- ¼ tazza di prezzemolo fresco tritato

- 28 oz. pomodori in scatola, non drenati

- ¼ tazza di concentrato di pomodoro

- 1 foglia di alloro

- 1 tazza di fusilli secchi

- 2 carote, tritate

ISTRUZIONI PER LA COTTURA

1. Mettere l'olio d'oliva in una pentola a fuoco medio.

2. Soffriggere la cipolla e l'aglio per 6 minuti.

3. Quindi aggiungere il brodo, il basilico, il prezzemolo, le carote, il cavolo, il sedano, i pomodori, il concentrato di pomodoro e l'alloro.

4. Quindi rimanere per 40 minuti.

5. Aggiungi la pasta, i ceci e i fagioli bianchi.

6. Sobbollire per 20 minuti.

7. Condire con sale e pepe.

8. Guarnire sulla parte superiore del formaggio prima di servire.

Zuppa di Noodle di Polpette

Resa: 4 porzioni

Dimensione della dose: 1 ciotola

Tempo di preparazione: 10 minuti

Tempo di cottura: 20 minuti

Tempo totale: 30 minuti

INGREDIENTI

- 1 tazza di cavolo verde, grattugiato
- 1 libbra. Salsiccia, involucri rimossi
- 3 cucchiai. aceto bianco
- ¼ cucchiaino. sale marino
- ¼ tazza di pangrattato integrale
- ½ tazza di carote, tritate
- 4 cipolle verdi affettate
- 1 cucchiaio. olio vegetale
- 8 tazze di brodo di sodio ridotto
- 8 oz. pasta capellini
- 1 cucchiaino. olio di sesamo

ISTRUZIONI PER LA COTTURA

1. Mescolare prima la salsiccia e il pangrattato in una ciotola.
2. Modalità polpette dalla miscela.
3. Versare l'olio in una pentola a fuoco medio.
4. Cuocere le polpette per 8-10 minuti.
5. Quindi versare il brodo e portare a ebollizione.
6. Aggiungi la pasta capellini.
7. Cuocere fino a quando la pasta non è soda, ma non soda.
8. In una ciotola, unire l'olio di sesamo, l'aceto e il sale.
9. Aggiungi il resto degli ingredienti alla pentola.
10. Cuocere fino a quando le carote non sono morbide ma ferme.
11. Quindi servire in ciotole.

Zuppa Di Lenticchie Rosse

Resa: 6 porzioni

Dimensione della dose: 1 ciotola

Tempo di preparazione: 10 minuti

Tempo di cottura: 25 minuti

Tempo totale: 35 minuti

INGREDIENTI

- 1 cucchiaino. cumino macinato
- 1 carota, a dadini
- 2 cucchiai. pasta di pomodoro
- 1 cipolla, a dadini
- ¾ cucchiaino. buon sale marino
- 1 cucchiaino. menta, tritata
- 4 spicchi d'aglio, schiacciati e tritati
- 7 bicchieri ridotti di brodo vegetale di sodio
- 1 ¼ tazza di lenticchie rosse, sciacquate e scolate

ISTRUZIONI PER LA COTTURA

1. Mettere la cipolla, l'aglio, il brodo, le lenticchie, la carota, il cumino e il concentrato di pomodoro in una pentola. Mescolare bene.
2. Portare a ebollizione e quindi cuocere a fuoco lento per 25 minuti.
3. Alienare i contenuti in un frullatore ad immersione.
4. Mescolare fino a diventare cremoso.

5. Condire con il sale e guarnire con la menta prima di servire.

Zuppa Di Pollo Messicana

Resa: 4 porzioni

Dimensione della dose: 1 ciotola

Tempo di preparazione: 15 minuti

Tempo di cottura: 20 minuti

Tempo totale: 35 minuti

INGREDIENTI

- 1 spicchio d'aglio, purè
- 1 tazza di acqua calda
- 2 peperoncini ancho secchi, steli rimossi
- 1 qt. ridotto brodo di pollo di sodio
- 2 carote, tritate
- 8 tortilla chips, schiacciate
- 4 cucchiaini. formaggio feta, sbriciolato
- ¼ tazza di avocado, a dadini
- ½ libbra di petti di pollo (senz'ossa e senza pelle), tagliati a strisce
- ½ cucchiaino. buon sale marino
- ¼ cucchiaino. Pepe nero macinato
- 14,5 once pomodori cubettati in scatola non salati, non drenati
- Spicchi di lime
- 1 cucchiaino. coriandolo fresco, tritato

1. Versare l'acqua in una ciotola di vetro.

2. Immergere i peperoncini in esso per 10 minuti.

3. Quindi mettere i peperoncini e l'acqua in un frullatore.

4. Pulire a purea.

5. In una pentola, aggiungere il brodo, l'aglio, i pomodori e le carote.

6. Aggiungi la purea di peperoncino rosso.

7. Sobbollire per 20 minuti.

8. Aggiungi il pollo e fai sobbollire fino a cottura completa.

9. Condire la zuppa con sale e pepe.

10. Servire con spicchi di lime, coriandolo, formaggio feta, avocado e tortilla chips.

Arrosto Di Zucca Con Zuppa Di Cardamomo

Resa: 12 porzioni

Dimensione della dose: 1 ciotola

Tempo di preparazione: 20 minuti

Tempo di cottura: 50 minuti

Tempo totale: 1 ora e 10 minuti

INGREDIENTI

- ½ cucchiaino. Pepe nero appena macinato

- 1 ¼ di cucchiaino. cardamomo macinato

- 3 cucchiai. olio d'oliva

- ¾ cucchiaino. sale marino fine, diviso

- 2 cipolle, tritate

- ½ tazza di panna pesante, divisa

- 12 tazze di cubetti di zucca

- ½ tazza di vino bianco secco

- 6 bicchieri ridotti di brodo vegetale di sodio

- 1 cucchiaio. timo fresco, tritato

ISTRUZIONI PER LA COTTURA

1. Preriscaldare il forno a 425 * F.
2. Mettere le cipolle, il timo e la zucca in una teglia grande.
3. Lanciare l'olio e condire con metà sale e pepe.
4. Arrosto per 20 minuti.
5. Quindi mettere le verdure arrostite in una grande pentola.
6. Aggiungi il cardamomo, il vino e il brodo vegetale.
7. Rimani per 10 minuti.
8. Purea il contenuto utilizzando un frullatore ad immersione.
9. Condire con il restante sale e pepe.
10. E riscaldare prima di servire.

Zuppa Cremosa Di Cavolfiore E Broccoli

Resa: 4 porzioni

Dimensione della dose: 1 ciotola

Tempo di preparazione: 10 minuti

Tempo di cottura: 40 minuti

Tempo totale: 50 minuti

INGREDIENTI

- 1 tazza di cubetti di pane a lievitazione naturale
- 2 coppette di cavolfiore tagliate a pezzi
- 6 bicchieri ridotti di brodo vegetale di sodio
- 1 patata, tagliata a cubetti
- 1 cucchiaio. olio d'oliva
- 2 tazze di cimette di broccoli, tritate
- ¾ cucchiaino. buon sale marino
- ½ cipolla, tritata

ISTRUZIONI PER LA COTTURA

1. Mettere l'olio in una pentola a fuoco medio.
2. Mettere la cipolla e cuocere fino a quando è morbida e traslucida.
3. Aggiungere i cubetti di patate e pane e cuocere per 6-7 minuti.
4. Versare il brodo.
5. Aggiungi il cavolfiore e i broccoli dentro.
6. Condire con sale.
7. Sobbollire per 30 minuti.
8. Purea il contenuto in un frullatore ad immersione.
9. E riscaldare prima di servire.

Zuppa Di Bulgur Di Pomodoro

Resa: 4 porzioni

Dimensione della dose: 1 ciotola

Tempo di preparazione: 10 minuti

Tempo di cottura: 30 minuti

Tempo totale: 40 minuti

INGREDIENTI

- ½ cucchiaino. cannella in polvere
- 1 cucchiaino. coriandolo macinato
- 4 tazze di brodo vegetale ridotto, diviso
- 1 cucchiaio. succo di limone appena spremuto
- 14 once. pomodori a cubetti in scatola non salati
- 1 tazza di grano bulgur, non cotti
- 2 cucchiai. foglie di prezzemolo fresco tritate
- 1 spicchio d'aglio, schiacciato e tritato
- 1 cipolla, tritata

ISTRUZIONI PER LA COTTURA

1. Metti due tazze di brodo vegetale in una pentola.
2. Far bollire per 10 minuti.
3. Aggiungi l'aglio e la cipolla e fai sobbollire per 5 minuti.
4. Aggiungere la cannella e il coriandolo e cuocere per 1 minuto.
5. Quindi aggiungere il bulgur e cuocere per mezzo minuto.

6. Assicurati di mescolare spesso.

7. Versare il brodo rimanente insieme ai pomodori e ai loro succhi.

8. Portare a ebollizione e poi fare sobbollire per 10 minuti.

9. Mescolare il succo di limone.

10. Guarnire con il prezzemolo prima di servire.

Zuppa Di Barbabietole

Resa: 4 porzioni

Dimensione della dose: 1 ciotola

Tempo di preparazione: 15 minuti

Tempo di cottura: 2 ore

Tempo totale: 2 ore e 15 minuti

INGREDIENTI

- 1 cipolla, tritata
- ½ cucchiaino. buon sale marino
- 6 barbabietole, lavate, sciacquate e divise
- 1 cucchiaio. erba cipollina fresca, tritata
- ½ cucchiaino. zucchero
- 1 cucchiaio. aceto di vino rosso
- 1 cucchiaio. aneto fresco, tritato
- 6 bicchieri ridotti di brodo vegetale di sodio
- 2 cucchiaini. semi di cumino

1. Preriscaldare il forno fino a 400 * F.

2. Rivestire le tre barbabietole con un foglio.

3. Quindi mettere una teglia.

4. E cuocere per 1 ora.

5. Rimuovere la pellicola e affettare sottilmente.

6. Taglia le rimanenti barbabietole.

7. Mettere in una casseruola a fuoco medio insieme con il brodo, i semi di cumino e la cipolla.

8. Portare a ebollizione e poi fare sobbollire per 50 minuti.

9. Filtrare i solidi.

10. Quindi rimetti il liquido nella padella.

11. Aggiungi sale, zucchero e aceto alle barbabietole arrostite

12. Guarnire con erba cipollina e aneto prima di servire.

Capitolo 6

Ricette Di Maiale

Maiale Alla Griglia Con Chimicchuri

Resa: 4 porzioni

Dimensione della dose: 1 braciola di maiale

Tempo di preparazione: 15 minuti

Tempo di cottura: 20 minuti

Tempo totale: 35 minuti

INGREDIENTI

- 1 tazza di prezzemolo
- 4 braciole di maiale
- ½ cucchiaino. sale marino grezzo
- ½ cucchiaino. pepe nero appena spezzato
- 1 cucchiaio. acqua
- 1 cucchiaino. olio d'oliva
- 3 cucchiai. olio d'oliva
- 2 cucchiai. cipolla bianca tritata
- 2 spicchi d'aglio, schiacciati e tritati

- ½ tazza di coriandolo

- 2 cucchiai. aceto di vino rosso

- ½ cucchiaino. peperoncino rosso, schiacciato

- ½ cucchiaino. buon sale marino

ISTRUZIONI PER LA COTTURA

1. Prendi i primi nove ingredienti in un frullatore o robot da cucina e mescoli bene.

2. Quindi restituire tutta la miscela in una ciotola.

3. Prima preriscaldare la griglia.

4. Spennellare le costolette di maiale con l'olio rimanente.

5. Cospargere il sale grosso e pepe sulle costolette.

6. Arrosto fino a quando non sarà completamente cotto da entrambi i lati.

7. Mettilo su con la salsa chimichurri.

Filetto Di Maiale Dei Caraibi

Resa: 6 porzioni

Dimensione della dose: 1 fetta di maiale

Tempo di preparazione: 15 minuti

Tempo di cottura: 20 minuti

Tempo totale: 35 minuti

INGREDIENTI

- 2 cucchiaini. olio vegetale

- ¾ cucchiaino. Noce moscata, grattugiata

- 2 banane, sbucciate e tagliate a fettine

- 3 cipolle verdi, affettate sottilmente

- 1 tazza di succo d'arancia appena spremuto

- 1 spicchio d'aglio tritato

- 1 lb. filetto di maiale

- 3 cucchiai. succo di lime

- 8 anelli di ananas

- ¼ tazza di aceto

- ¼ tazza di tamari

- ¾ cucchiaino. cannella in polvere

- 2 cucchiaini. pimento macinato

- 1 peperoncino Serrano, seminato e tritato

ISTRUZIONI PER LA COTTURA

1. Aggiungere l'aceto, la cipolla verde, il succo d'arancia, il succo di lime, il tamari, la noce moscata, la cannella macinata, il pimento, il peperoncino Serrano e l'aglio tutti insieme in un piatto. Mescolalo bene.

2. Dare un pelo al maiale con questa miscela.

3. E conservare in frigorifero per 4 ore.

4. Ungere la griglia e preriscaldarla a un valore medio.

5. Quindi grigliare il maiale per circa 15 minuti, girandolo per cuocere in modo uniforme da tutti i lati.

6. Cospargere l'olio sulle banane.

7. Grigliate anche le banane e l'ananas.

8. Servire il maiale grigliato e guarnirlo con i frutti.

Stir Fry Di Maiale

Resa: 4 porzioni

Dimensione della dose: 1 tazza

Tempo di preparazione: 15 minuti

Tempo di cottura: 15 minuti

Tempo totale: 30 minuti

INGREDIENTI

- 1 libbra di cotolette di maiale tagliate a strisce
- 1 cucchiaino. salsa di pesce
- 2 lime, quarto di taglio
- ¼ cucchiaino. sale marino
- ¼ cucchiaino. Pepe nero
- 1 mazzo di scalogno, affettato
- ¼ lb. funghi
- 1 cucchiaio. olio vegetale
- Radice di zenzero da 1 pollice, sbucciata e tritata
- 1 spicchio d'aglio tritato
- 1 tazza di piselli della neve, stringhe rimosse
- 1 tazza di foglie di coriandolo
- 1 peperone rosso a fette
- 1 peperone giallo, affettato
- 8 oz. castagne d'acqua in scatola, sciacquate e tagliate a metà
- 1 tazza di cavolo tritato

- 1 cucchiaio. aceto di riso

- 1 cucchiaio. salsa shoyu

- ½ cucchiaino. salsa di peperoncino piccante

ISTRUZIONI PER LA COTTURA

1. Prima strofinare le strisce di maiale con sale e pepe.
2. Prendi una padella grande a fuoco alto.
3. Aggiungere l'olio e cuocere le strisce di maiale in esso per 4 minuti.
4. Restituiscili in una ciotola. Mantienilo caldo.
5. Aggiungere lo zenzero, l'aglio e lo scalogno alla padella e cuocere per 1 minuto.
6. Quindi mettere i funghi e cuocere per 3 minuti.
7. Aggiungere i peperoni e lasciar cuocere per 5 minuti.
8. Buttalo nell'acqua castagne e cavoli e cuocilo fino a appassire (svanire).
9. Riportare le strisce di maiale nella padella.
10. Aggiungi il resto degli ingredienti tranne gli ultimi due.
11. Alla fine guarnire con il coriandolo e la calce prima del piatto.

Fettuccine Con Carne Di Maiale

Resa: 4 porzioni

Dimensione della dose: 1 ciotola

Tempo di preparazione: 15 minuti

Tempo di cottura: 30 minuti

Tempo totale: 45 minuti

INGREDIENTI

- ½ cucchiaino. Chiodi di garofano
- ½ cucchiaino. Noce moscata, grattugiata
- 2 cucchiai. olio d'oliva, diviso
- 1 cucchiaino. origano secco
- 1 cucchiaino. cumino macinato
- 1 libbra di maiale, tagliata a cubetti
- 10 once. fettuccine, cotte secondo le indicazioni sulla confezione
- 1 cipolla, tritata
- 28 oz. pomodori a cubetti in scatola, non drenati
- 1 cucchiaino. salsa di peperoncino all'aglio
- ra tazza di uva passa senza semi
- ½ tazza di brodo di sodio ridotto
- ¼ tazza di mandorle, affettata
- 4 cucchiaini. polvere di cacao
- ½ cucchiaino. cannella in polvere
- Sale qb

ISTRUZIONI PER LA COTTURA

1. Versare 1 cucchiaio di olio in una padella a fuoco medio.
2. Rosolare il maiale da tutti i lati. Spingilo da un lato.
3. Versare l'olio rimanente in esso.
4. Rosolare le cipolle per 5 minuti.

5. Trasferire le cipolle e il resto degli ingredienti (eccetto le fettuccine) in un frullatore.

6. Mescola fino a renderla liscia.

7. Sobbollire per 20 minuti.

8. Mescolare la pasta nella salsa e guarnire con il maiale.

Braciole Di Maiale Con Scalogno E Fette Di Mela

Resa: 4 porzioni

Dimensione della dose: 1 braciola di maiale

Tempo di preparazione: 10 minuti

Tempo di cottura: 21 minuti

Tempo totale: 31 minuti

INGREDIENTI

- 4 costolette di maiale con osso
- ½ tazza di salsa barbecue, divisa
- 3 scalogni, tagliati a fettine sottili
- Sale e pepe a piacere
- Spray da cucina
- 1 mela, tagliata a metà, nucleo rimosso e affettato sottilmente
- 2 cucchiai. olio d'oliva

ISTRUZIONI PER LA COTTURA

1. Preriscaldare il forno a 450 * F.

2. Spazzolare la teglia con uno spray da cucina.

3. Disporre correttamente la mela e lo scalogno.

4. Doccia sale e pepe in cima.

5. Versare l'olio su una padella a fuoco medio.

6. Strofina il sale e pepe sulle braciole di maiale.

7. E cuocere per 3 minuti per lato.

8. Quindi mettere le costolette di maiale sulla teglia.

9. Coprirlo con la salsa barbecue.

10. Abbassare la temperatura a 375 * F e infornare per circa 15 minuti.

Carne Di Maiale Con Salsa Di Lamponi

Resa: 4 porzioni

Dimensione della dose: 2 fette di filetto di maiale

Tempo di preparazione: 10 minuti

Tempo di cottura: 20 minuti

Tempo totale: 30 minuti

INGREDIENTI

- ¼ cucchiaino. sale marino

- ¼ cucchiaino. Pepe nero

- 1 cucchiaino. amido di mais mescolato con 1 cucchiaio. acqua

- 2 cucchiaini. senape al miele

- 1 lb. filetto di maiale, affettato in 8 pezzi

- 16 once. lamponi freschi

- 1 cucchiaio. olio d'oliva

- 2 scalogni tritati

- ½ tazza di vino bianco secco

- 1 bicchiere ridotto di brodo di sodio

ISTRUZIONI PER LA COTTURA

1. Condire il maiale con sale e pepe.
2. Prendi una padella e mettila a fuoco medio.
3. Versare l'olio e attendere che diventi caldo.
4. Aggiungere le fette di maiale e cuocere per 4 minuti per lato.
5. Quindi trasferirlo su un piatto.
6. Metti gli scalogni nella padella e fai cuocere per circa mezzo minuto.
7. Aggiungi il vino e il brodo in esso.
8. Raschiare le punte marroni con un cucchiaio di legno.
9. Aggiungi il brodo e fai bollire per 5 minuti
10. Quindi mescolare la miscela di amido di mais.
11. Lascia cuocere per minuti di aggiunta.
12. Aggiungere i lamponi e la senape, quindi cuocere per altri 2 minuti.
13. Condire la salsa sulle fette di maiale e servire al caldo.

Carne Di Maiale Alla Griglia E Girandola Di Verdure

Resa: 6 porzioni

Dimensione della dose: 2 fette

Tempo di preparazione: 10 minuti

Tempo di cottura: 25 minuti

Tempo totale: 35 minuti

INGREDIENTI

- 1 peperone rosso tritato
- ½ cucchiaino. cumino macinato
- 3 spicchi d'aglio, tritati
- 1 ½ lb. filetto di maiale, tagliato e tagliato a farfalla
- 1 ½ cucchiaino. paprica
- 1 ½ cucchiaino. peperoncino in polvere
- ⅛ cucchiaino. peperoncino di Cayenna
- 1 cucchiaino. sale marino fine, diviso
- ¼ cucchiaino. Pepe nero
- 1 cucchiaio. olio d'oliva
- 1 cipolla, tritata
- 1 lb. funghi, tritati

ISTRUZIONI PER LA COTTURA

1. Combina cumino, paprika, peperoncino in polvere, pepe di Caienna e metà del sale in una ciotola.
2. Versare l'olio in una padella a fuoco medio.
3. Far rosolare la cipolla, il peperone rosso e i funghi per 7 minuti.
4. Aggiungere l'aglio e cuocere per 1 minuto.
5. Condire con il sale rimanente.
6. Prima preriscaldare la griglia.

7. Condire il maiale con la miscela piccante.

8. E imbottisci ognuno con la miscela di verdure.

9. Quindi rotolare e fissare con lo spago.

10. Grigliala per 12 - 15 minuti.

11. Lascia raffreddare prima di affettare e servire.

Carne Di Maiale Tagliuzzata Con Anelli Di Cipolla

Resa: 8 porzioni

Dimensione della dose: 1 tazza

Tempo di preparazione: 20 minuti

Tempo di cottura: 1 ora e 8 minuti

Tempo totale: 1 ora e 28 minuti

INGREDIENTI

- 2 tazze di succo d'arancia appena spremuto
- ¼ cucchiaino. origano secco
- ½ tazza di aceto di vino bianco, diviso
- ½ cipolla bianca, tagliata a rondelle
- 3 lb di maiale, tagliato e affettato a cubetti
- 1 cucchiaio. olio vegetale
- ½ cipolla bianca, affettata
- 2 spicchi d'aglio, tritati
- 1 cucchiaino. sale marino
- ½ cucchiaino. Pepe nero
- 2 foglie di alloro

- 1 cucchiaio. succo di lime

ISTRUZIONI PER LA COTTURA

1. Applicare prima il sale e il pepe sul maiale.
2. Quindi cospargere l'olio in una pentola e metterlo a fuoco alto.
3. Far rosolare il maiale per circa 2 minuti su ciascun lato.
4. Quindi trasferire in un piatto.
5. Quindi abbassare la fiamma e cuocere le cipolle bianche per 4 minuti.
6. Aggiungi l'aglio e le foglie di alloro e cuoci per 2 minuti.
7. Rimetta il maiale nella pentola.
8. Muddle il succo di lime, il succo d'arancia e metà dell'aceto.
9. Sobbollire (bollire) per 1 ora.
10. Rimuovere la carne di maiale e brandelli (pezzi) con due forchette.
11. Mescolare gli anelli di cipolla con il restante aceto e origano.
12. Quindi scolpisci il maiale triturato con gli anelli di cipolla.

Filetto Di Maiale E Pancetta

Resa: 6 porzioni

Dimensione della dose: 2 fette

Tempo di preparazione: 10 minuti

Tempo di cottura: 35 minuti

Tempo totale: 45 minuti

INGREDIENTI

- 1 bulbo di finocchio tagliato a metà e affettato
- 6 fette di pancetta
- 1 cucchiaio. foglie fresche di rosmarino, tritate
- 2 ½ cucchiaino. semi di finocchio, schiacciati
- 4 spicchi d'aglio, tritati
- ¼ cucchiaino. fiocchi di peperoncino rosso, schiacciati
- ¾ cucchiaino. sale marino
- 2 cucchiai. scorza di limone
- ¼ cucchiaino. Pepe nero macinato
- 2 cucchiaini. più 1 cucchiaio. succo di limone, diviso
- 3 cucchiaini. olio d'oliva, diviso
- 1 ½ lb. filetto di maiale

ISTRUZIONI PER LA COTTURA

1. Preriscaldare il forno fino a 425 * F.
2. In un recipiente mescolare aglio, rosmarino, scorza di limone, semi di finocchio, scaglie di peperoncino rosso, sale e pepe e mescolare bene.
3. Aggiungi metà dell'olio e 2 cucchiaini di succo di limone.
4. Strofinare questa miscela sul maiale.
5. Quindi in una teglia, spalmare il finocchio e cospargere con l'olio rimanente e il succo di limone.
6. Avvolgere la pancetta intorno al filetto di maiale e posizionarla sulla teglia.
7. E arrostire il maiale a 145 * F per 35 minuti.
8. Lasciare riposare per 10 minuti prima di affettare in 12 porzioni.

Carne Di Maiale Con Mele E Finocchio

Resa: 6 porzioni

Dimensione della dose: 1 tazza

Tempo di preparazione: 15 minuti

Tempo di cottura: 1 ora

Tempo totale: 1 ora e 15 minuti

INGREDIENTI

- 1 tazza di mele essiccate, affettate
- 14 prugne secche, affettate
- 5 mele, pelate, rimosse e tagliate a cubetti
- 3 rametti di prezzemolo
- Sale e pepe a piacere
- 1 ½ libbre. Mozzarella di maiale tagliata a cubetti
- 2 cucchiai. olio vegetale
- 1 bulbo di finocchio, nucleo rimosso e tagliato a dadini
- 1 cipolla, a dadini
- 1 bicchiere di vino bianco secco
- 2 pezzi di brodo di pollo a ridotto contenuto di sodio
- 6 foglie di salvia fresche, affettate
- ½ tazza di succo di mela
- 1 foglia di alloro

ISTRUZIONI PER LA COTTURA

1. Cospargere (spalmare) il sale e il pepe sui cubetti di maiale.

2. Quindi schizzare l'olio in una pentola.

3. E cuocere il maiale nell'olio fino a quando non diventa marrone.

4. Staccare la carne di maiale e posizionarla su un piatto.

5. Aggiungi il finocchio e la cipolla alla pentola e farli rosolare per 10 minuti.

6. Prendi un po 'di vino bianco e fai bollire (bollire) per 5 minuti.

7. Restituisci il maiale alla pentola.

8. Aggiungi il resto degli ingredienti e cuoci per 1 ora.

Capitolo Sette

Ricette Di Manzo / Agnello

Bagel Di Carne

INGREDIENTI

- 2 chili di carne di maiale macinata
- 2 uova grandi
- burro ghee / bacon grasso ecc.
- 2/3 di salsa di pomodoro
- 1 cucchiaio di sale
- ½ cucchiaio di pepe
- 1 cucchiaio
- Paprica
- 1 ½ cipolla, tagliata a dadini

ISTRUZIONI PER LA COTTURA

1. Preriscaldare il forno a 400F.
2. Rivestire una teglia con carta pergamena.

3. Rosolare le cipolle fino a ottenere una soluzione traslucida a fuoco medio con un po 'di grasso da cucina, come burro, burro chiarificato, ecc.

4. Quando le cipolle sono fresche aggiungili alla carne.

5. Aggiungere tutti gli ingredienti insieme, comprese le cipolle cotte in una ciotola e mescolare.

6. Mescolare bene per distribuire uniformemente le spezie.

7. Quindi dividere la carne in 6 porzioni. Usa le mani per far rotolare una porzione in una palla e poi indentare il centro, e appiattisci leggermente per formare l'aspetto di un bagel.

8. Mettere la carne alla ricerca di bagel nel piatto e ripetere con ciascuna porzione di carne.

9. Cuocere per 40 minuti o fino a quando la carne è completamente cotta.

10. Lasciare raffreddare i bagel di carne. Affetta il bagel di carne proprio come un normale bagel.

11. Riempi il bagel di carne con topping come fette di pomodoro, lattuga, cipolla ecc.

12. Puoi divertirti ora.

Beef Kebab

Resa: 4 porzioni

Dimensione della dose: 1 spiedino

Tempo di preparazione: 20 minuti

Tempo di cottura: 20 minuti

Tempo totale: 40 minuti

INGREDIENTI

- ½ cucchiaino. buon sale marino
- ¼ cucchiaino. Pepe nero
- 1 cucchiaino. olio d'oliva ½ cucchiaino. pimento macinato
- ⅛ cucchiaino. peperoncino di Cayenna
- 1 ¼ lb. di manzo macinato magro
- 3 cucchiai. prezzemolo tritato
- ½ cucchiaino. cannella in polvere

ISTRUZIONI PER LA COTTURA

1. Preriscaldare prima la griglia.
2. Quindi in una ciotola, mescolare tutti gli ingredienti tranne l'olio.
3. Quindi fai delle palline dalla miscela di manzo.
4. Quindi includi questo in uno spiedino di metallo.
5. Spazzolare la griglia con olio.
6. Grigliare fino a completa cottura da tutti i lati.

Sloppy Joes

Resa: 4 porzioni

Dimensione della dose: 1 panino

Tempo di preparazione: 15 minuti

Tempo di cottura: 15 minuti

Tempo totale: 30 minuti

INGREDIENTI

- 4 panini hamburger, tostati
- 1 cipolla, tritata
- 2 cucchiai. aceto di mele
- 1 cucchiaio. zucchero di canna
- Pepe nero a piacere
- 1 peperone rosso tritato
- 1 cucchiaio. olio d'oliva
- 2 spicchi d'aglio, tritati
- 1 ¼ lb. di manzo macinato magro
- 2 tazze di salsa di pomodoro
- 1 ½ cucchiaio. salsa Worcestershire

ISTRUZIONI PER LA COTTURA

1. Per prima cosa versare l'olio in una padella a fuoco medio.
2. Rosolare la cipolla fino a renderla morbida.
3. Aggiungi il peperone e cuoci per 5 minuti.
4. Quindi aggiungere l'aglio e cuocere per 1 minuto.
5. Aggiungere anche la carne e cuocere fino a quando diventa marrone.
6. Mescolare il resto degli ingredienti, tranne i panini.
7. Fai bollire e fai sobbollire per circa 5 minuti.
8. Metti il composto sulle ciambelle e servilo.

Beef Taco Pizza

Resa: 6 porzioni

Dimensione della dose: 1 fetta

Tempo di preparazione: 10 minuti

Tempo di cottura: 30 minuti

Tempo totale: 40 minuti

INGREDIENTI

- ¾ tazza di fagioli borlotti, sciacquati e scolati
- 1 libbra di pasta per pizza integrale
- ¾ tazza di chicchi di mais
- Spray da cucina
- ¼ tazza di salsa
- ½ libbra. Carne macinata
- ¼ tazza di formaggio cheddar, grattugiato
- 1 cucchiaio. peperoncino in polvere

ISTRUZIONI PER LA COTTURA

1. Preriscaldare prima il forno a 450 * F.
2. Quindi prendere una padella e rosolarvi la carne per circa 7 minuti.
3. Aggiungi il peperoncino in polvere e il mais in esso.
4. Mescola nei fagioli.
5. E cuocere per qualche altro minuto.

6. Quindi premere l'impasto della pizza in una teglia per pizza.

7. Stendere la miscela di manzo sulla parte superiore dell'impasto e fare uno strato adeguato.

8. Quindi aggiungere la parte superiore del formaggio tritato di manzo.

9. Cuocere per 20 minuti.

10. Dopo la cottura togliere la pizza dal forno e servirla.

Cajun Beef

Resa: 4 porzioni

Dimensione della dose: 1 tazza

Tempo di preparazione: 10 minuti

Tempo di cottura: 20 minuti

Tempo totale: 30 minuti

INGREDIENTI

- 15 once fagioli renali non salati, sciacquati e scolati
- 1 tazza di cipolla, tritata
- 20 once. riso integrale, cotto secondo le indicazioni sulla confezione
- 1 tazza di sedano, affettata
- 1 peperone rosso a fette
- 1 peperone jalapeño, tritato
- ¾ lb. carne macinata magra
- 4 cucchiaini. condimento Cajun basso contenuto di sodio, diviso
- ½ tazza di brodo vegetale di sodio ridotto

- ¼ tazza di prezzemolo tritato

ISTRUZIONI PER LA COTTURA

1. Prendi il manzo e condiscilo con metà della polvere di Cajun.
2. Quindi rosolare la carne in padella per 10 minuti.
3. Aggiungi il sedano, la cipolla, il pepe e il jalapeño nella padella.
4. Condividilo con il resto della polvere di Cajun.
5. Quindi cuocere per 8 minuti.
6. Aggiungi il brodo al suo interno.
7. Cuocere per 2 o 3 minuti in più.
8. Aggiungi il prezzemolo e mescola molto bene.
9. Cucchia la miscela sopra il riso prima di servire.

Conchiglie Di Pasta Ripiene Di Manzo E Spinaci

Resa: 6 porzioni

Dimensione della dose: 1 ciotola

Tempo di preparazione: 15 minuti

Tempo di cottura: 45 minuti

Tempo totale: 1 ora

INGREDIENTI

- 16 once. spinaci, tritati

- 15 once Salsa marinara

- 1 ¼ di tazza di ricotta

- 8 oz. conchiglie di pasta jumbo, cotte secondo le indicazioni sulla confezione

- ¾ lb. carne macinata magra

- 1 tazza di mozzarella da ¼ di tazza, sminuzzata

ISTRUZIONI PER LA COTTURA

1. Preriscaldare prima il forno a 350 * F.

2. Quindi mettere la padella a fuoco medio.

3. Rosolare la carne per 5 - 7 minuti nella padella.

4. Quindi scaricare il grasso da esso.

5. In una ciotola, mescolare la carne con formaggio e spinaci.

6. Versare metà della salsa marinara su una teglia.

7. Riempire i gusci con la salsa di manzo e metterli sopra la salsa marinara.

8. Versare la rimanente marinara sopra i gusci di pasta.

9. Prendete un po 'di formaggio tritato sopra di esso.

10. Quindi cuocere in forno per 35 minuti.

11. Dopo la cottura, toglilo dal forno e servilo caldo.

Impacco Di Lattuga Di Cous Cous E Manzo

Resa: 6 porzioni

Dimensione della dose: 1 involucro di lattuga

Tempo di preparazione: 15 minuti

Tempo di cottura: 15 minuti

Tempo totale: 30 minuti

INGREDIENTI

- 1 tazza di cetriolo, affettato
- 1 tazza di cavolo, affettata
- 1 tazza di carota, affettata
- ½ tazza di menta, tritata 1 ¼ tazze di acqua
- 1 lb. carne macinata di manzo
- ¼ tazza di salsa di bistecca biologica
- 6 oz. cous cous biologico
- 1 testa di lattuga iceberg, nucleo rimosso
- 1 tazza di cipolla verde affettata

ISTRUZIONI PER LA COTTURA

1. Prima rosolare la carne in padella a fuoco medio per 5 minuti.
2. Aggiungere la salsa di bistecca e cuocere per 7 minuti.
3. Aggiungi acqua e couscous e mescola bene.
4. Portalo a ebollizione.
5. Simmer (resta) per 7 minuti.
6. Fluff il couscous con una forchetta.
7. Quindi inserire un cucchiaio di miscela di manzo sulla foglia di lattuga.
8. Avvolgilo e fissalo con uno stuzzicadenti.
9. Ripetere la stessa procedura per il resto degli ingredienti.

Empanada Di Manzo

Resa: 8 porzioni

Dimensione della dose: 2 empanadas

Tempo di preparazione: 20 minuti

Tempo di cottura: 40 minuti

Tempo totale: 1 ora

INGREDIENTI

- ½ tazza di burro, tagliata a pezzetti
- 14 once. pomodori a cubetti in scatola
- 4 uova, sbozzate e un quarto di taglio
- 2 tuorli d'uovo, divisi
- ½ tazza d'acqua
- 1 cucchiaio. olio vegetale
- 1 cucchiaino. buon sale marino
- 2 tazze e mezzo di farina per tutti gli usi
- 1 cipolla, tritata
- ½ tazza di olive di Kalamata, tritate
- 1 lb. carne macinata di manzo

ISTRUZIONI PER LA COTTURA

1. In primo luogo mescolare il sale e la farina in una ciotola e mescolare bene.
2. Quindi piegalo nel burro. E mescolare bene
3. In un'altra ciotola, unire un tuorlo con acqua.
4. Mescolare tutti questi ingredienti molto bene.

5. Spolverare la superficie di lavoro con farina.

6. Impastare (mescolare l'impasto con le mani) finché non diventa liscio.

7. Avvolgere con pellicola trasparente (stringa)) e conservarlo in frigorifero per 1 ora.

8. Metti la padella a fuoco medio.

9. Versare un po 'd'olio e saltare la cipolla per 7 minuti.

10. Quindi ridurre di più il calore e aggiungere le olive, la carne e i pomodori.

11. E cuocere per altri 12 minuti.

12. Preriscalda il forno a 425 * F.

13. Prepara delle fette di pasta in sedici parti uguali.

14. Stendere l'impasto per creare un piccolo cerchio.

15. Metti una pallina di miscela di manzo nel centro del cerchio.

16. Aggiungi un quarto dell'uovo sodo e riempilo correttamente.

17. Spennellare i bordi con la miscela di acqua e uova.

18. Piegare e premere per sigillare.

19. Ripeti la stessa ricetta per il resto dei fogli tondi.

20. Spazzola tutte le superfici delle empanadas con la miscela di uova e acqua.

21. Disporre le empanadas in una teglia e cuocere in forno per 30 minuti.

Chili Di Manzo E Fagioli

Resa: 4 porzioni

Dimensione della dose: 1 ciotola

Tempo di preparazione: 10 minuti

Tempo di cottura: 35 minuti

Tempo totale: 45 minuti

INGREDIENTI

- 1 cucchiaino. cumino macinato
- 1 libbra. Carne macinata magra
- 2 cucchiai. olio d'oliva
- 2 cucchiaini. origano secco
- ½ tazza di coriandolo fresco tritato
- ½ cucchiaino. fiocchi di peperoncino rosso, schiacciati
- 2 cucchiai. peperoncino in polvere
- 15 once salsa di pomodoro
- 1 cipolla, tritata
- 2 spicchi d'aglio, schiacciati e tritati
- 1 tazza di acqua
- 1 tazza di fagioli, cotti
- 1 tazza di fagioli neri, cotti
- Sale qb

ISTRUZIONI PER LA COTTURA

1. Prendi l'olio d'oliva in una pentola a fuoco medio.
2. Quindi rosolare la cipolla e l'aglio nell'olio per 5 minuti.
3. Aggiungi origano, fiocchi di peperoncino, peperoncino in polvere e cumino nell'olio.
4. Cuocere per un altro minuto.
5. Quindi aggiungere la carne macinata e cuocere fino a quando non diventa marrone.
6. Mescola nella salsa di pomodoro, acqua e fagioli.
7. Condire con il sale.

8. Quindi portalo a ebollizione.

9. Bollilo per 30 minuti.

10. Mescola nel coriandolo prima di servire.

Manzo Messicano

Resa: 4 porzioni

Dimensione della dose: 1 ciotola

Tempo di preparazione: 15 minuti

Tempo di cottura: 27 minuti

Tempo totale: 42 minuti

INGREDIENTI

- 1 tazza di salsa
- 15 once fagioli neri
- 2 pezzi di brodo di pollo a ridotto contenuto di sodio
- 1 tazza di chicchi di mais
- 2 spicchi d'aglio, tritati
- 1 cipolla, tritata
- 2 cucchiai. condimento per taco
- ½ libbre. Carne macinata magra
- 1 zucchina tagliata a cubetti
- 15 once pomodori a dadini

1. Prendi la carne in una pentola a fuoco medio.

2. Cuocere fino a quando non diventa marrone.

3. Quindi rimuovere la carne e drenare il grasso. Quindi mettere da parte.

4. Prendi l'aglio e la cipolla nella stessa pentola e cuoci per 7 minuti.

5. Conditela con la miscela di taco.

6. E aggiungi il resto degli ingredienti.

7. Rimani per 20 minuti.

8. Mestolo (versare) in una zuppiera e servire caldo.

Bulgur Beef Burger

Resa: 6 porzioni

Dimensione della dose: 1 hamburger

Tempo di preparazione: 20 minuti

Tempo di cottura: 20 minuti

Tempo totale: 40 minuti

INGREDIENTI

- 1 ¼ lb. di manzo macinato magro
- ¾ cipolla tazza, tritata
- 3 tazze di lattuga romana, tritate

- 2 pomodori, affettati

- 2 tazze d'acqua

- 1 tazza di grano bulgur

- Spray da cucina

- ½ tazza di prezzemolo tritato

- 6 panini hamburger di grano integrale, tostati

- ½ cucchiaino. pimento macinato

- ½ cucchiaino. cannella in polvere

- 1 cucchiaino. cumino macinato

- Sale e pepe a piacere

ISTRUZIONI PER LA COTTURA

1. Fai bollire l'acqua in una pentola.

2. Aggiungi il grano bulgur e fai sobbollire per 10 minuti.

3. Quindi rimuovere dalla stufa.

4. Lasciare riposare per 5 minuti prima di fluffare con la forchetta.

5. Ingrassare e preriscaldare la griglia.

6. Prendi una ciotola, unisci carne bovina, bulgur, cipolla, prezzemolo e spezie.

7. Condire con sale e pepe.

8. Formare 6 polpette dalla miscela.

9. Metti l'hamburger nei panini e aggiungi la lattuga e i pomodori prima di servire.

Capitolo Otto

Ricette Snack / Dessert

Piazze Di Avena Alla Cannella E Mela

Resa: 16 porzioni

Dimensione della dose: 1 quadrato

Tempo di preparazione: 15 minuti

Tempo di cottura: 1 ora

Tempo totale: 1 ora e 15 minuti

INGREDIENTI

- 2 tazze di latte di mandorle non zuccherato
- 2 cucchiaini. estratto di vaniglia puro
- ½ tazza di semi di lino macinati
- 1 libbra di mele, pelate, carotate e grattugiate
- Spray da cucina
- ½ tazza di uva passa
- 1 ½ tazza di avena
- ½ tazza di noci pecan, tritate
- 1 ½ cucchiaino. cannella in polvere

ISTRUZIONI PER LA COTTURA

1. Preriscaldare prima il forno a 350 * F.

2. Prendi tutti gli ingredienti in una grande ciotola.

3. Mescolare bene.

4. Quindi trasferire la miscela in una teglia, rivestita con spray da cucina.

5. Premere e diffondere correttamente la miscela.

6. E cuocere per 1 ora.

7. Lascia che si raffreddi.

8. Quindi tagliare in 16 forme quadrate.

Data E Morsi Di Mandorle

Resa: 5 porzioni

Dimensione della dose: 6 pezzi

Tempo di preparazione: 20 minuti

Tempo di cottura: 0 minuti

Tempo totale: 20 minuti

INGREDIENTI

- ¼ cucchiaino. Noce moscata, grattugiata

- 1 cucchiaino. estratto di mandorla puro

- Acqua

- 1/2 tazza di burro di mandorle non zuccherato

- 1 ¼ di tazza di datteri, snocciolati e tritati

- 1 ¼ tazza di fiocchi d'avena

- 1 cucchiaio. semi di papavero

ISTRUZIONI PER LA COTTURA

1. Prendi tutti gli ingredienti in un frullatore
2. Mescolare fino a quando non diventa liscio.
3. Cospargere la miscela con un po 'd'acqua.
4. Quindi fai 30 palle di esso.
5. Farla raffreddare per alcune ore prima di servire.

Crumble Di Prugne

Resa: 8 porzioni

Dimensione della dose: 1 fetta

Tempo di preparazione: 15 minuti

Tempo di cottura: 45 minuti

Tempo totale: 1 ora

INGREDIENTI

- 20 biscotti wafer alla vaniglia

- 1 tazza di mandorle affettate

- 1 ½ libbra di prugne, snocciolate e tritate

- 4 cucchiai. burro, tagliato a cubetti

- 1 cucchiaino. cannella in polvere

ISTRUZIONI PER LA COTTURA

1. Preriscaldare prima il forno a 350 * F.

2. Prendi le mandorle in un robot da cucina e frulla bene.

3. Metti il burro, i biscotti e la cannella in una ciotola.

4. Mescola bene.

5. Aggiunga lentamente la miscela nelle mandorle e mescoli insieme.

6. Quindi disporre uno strato di prugne su una teglia.

7. Stendere uno strato di miscela di mandorle sulla parte superiore delle prugne.

8. E cuocere per 45 minuti.

9. Lasciarlo raffreddare, poi fargli delle fette e servire

Barrette Di Noce Di Cocco

Resa: 12 porzioni

Dimensione della dose: 1 bar

Tempo di preparazione: 20 minuti

Tempo di cottura: 40 minuti

Tempo totale: 1 ora

INGREDIENTI

- 1 tazza di frutta secca tritata

- 1 tazza di scaglie di cocco non zuccherate

- ¼ di tazza di miele

- 2 cucchiaini. estratto di vaniglia puro

- farina d'avena ¼ di tazza

- ½ tazza di noci pecan, tritate

- 1 ½ tazza di fiocchi d'avena

- ¾ tazza di salsa di mele non zuccherata

ISTRUZIONI PER LA COTTURA

1. Preriscalda il forno a 350 * F.
2. Linea teglia con carta pergamena.
3. Quindi mescolare i fiocchi di cocco e l'avena in una ciotola.
4. E trasferire su una teglia.
5. Cuocere per 10 minuti.
6. Lascia che si raffreddi.
7. In una grande ciotola mescolare la farina d'avena, le noci pecan e i frutti secchi.
8. Mescolare nella salsa di mele.
9. E mescolalo bene.
10. Quindi distribuire su uno strato uniforme su una teglia.
11. E cuocere per 30 minuti.
12. Creare fette di 12 barre.

Limonata Con Yogurt

Resa: 6 porzioni

Dimensione della dose: 1 bicchiere

Tempo di preparazione: 1 ora e 15 minuti

Tempo di cottura: 0 minuti

Tempo totale: 15 minuti

INGREDIENTI

- 1 tazza di fragole affettate
- 4 tazze di limonata a base di limoni freschi
- 2 cucchiaini. miele
- 6 oz. yogurt bianco
- 1 tazza di more, a fette

ISTRUZIONI PER LA COTTURA

1. In primo luogo versare la limonata in una teglia.
2. Mettere in freezer per 1 ora.
3. Toglilo e mescola.
4. Quindi riposizionarlo finché la limonata non è completamente congelata.
5. Prendi una ciotola, mescola miele e yogurt.
6. E battere con un mixer elettrico fino a quando non si formano dei picchi morbidi.
7. Tira fuori la limonata ghiacciata e raschia la situazione con un cucchiaio di legno.
8. Metti la limonata ghiacciata in tazze da portata e guarnisci con le bacche e la miscela di yogurt.

Banane Zuccherate

Resa: 8 porzioni

Dimensione della dose: 1 pop

Tempo di preparazione: 15 minuti

Tempo di cottura: 0 minuti

Tempo totale: 15 minuti

INGREDIENTI

- 1 cucchiaino. cannella in polvere
- ¼ tazza di zucchero di canna, diviso
- 3 banane
- 1 tazza di panna acida leggera

ISTRUZIONI PER LA COTTURA

1. Prendi 2 cucchiai di zucchero di canna, la panna acida e le banane in un robot da cucina.
2. Pulse fino a quando non diventa liscio.
3. Versare la miscela in stampi per ghiaccioli.
4. Quindi mettere lo zucchero e la cannella rimanenti in una ciotola. Mescolalo bene.
5. Cospargere il composto di zucchero e cannella sulla miscela di banane.
6. E congelare per 8 ore.

Basilico E Sorbetto Al Mango

Resa: 6 porzioni

Dimensione della dose: 1 tazza

Tempo di preparazione: 15 minuti

Tempo di cottura: 0 minuti

Tempo totale: 15 minuti

INGREDIENTI

- 1 cucchiaino di scorza di lime
- 10 once. mango, tagliato a cubetti
- 1 tazza di latte di soia non zuccherato
- 2 cucchiai. Foglie di basilico tailandese, tritate
- 1 cucchiaio di succo di lime

ISTRUZIONI PER LA COTTURA

1. In primo luogo mettere il mango in un robot da cucina.
2. Aggiungi il basilico, il succo di lime e la scorza di lime in esso.
3. Quindi pin il latte di soia.
4. Pulse fino a che non diventa liscio.
5. Quindi dividere la miscela tra 6 tazze.
6. Fatelo raffreddare nel congelatore per 30 minuti prima di servire.

Milk Shake Alla Banana E Alla Fragola

Resa: 2 porzioni

Dimensione della dose: 1 bicchiere

Tempo di preparazione: 10 minuti

Tempo di cottura: 0 minuti

Tempo totale: 10 minuti

INGREDIENTI

- 2 cucchiai. burro di mandorle
- 2 tazze di banana congelata
- ½ tazza di latte magro
- 1 tazza e mezza di fragole tagliate a metà

ISTRUZIONI PER LA COTTURA

1. Prima mescolare la banana, le fragole e il latte fino a quando non diventa liscio.
2. Quindi versare in 2 bicchieri.
3. Crea uno strato con il burro di mandorle.
4. Fatelo raffreddare in frigorifero prima di servire.

Morsi Di Frutta Secca

Resa: 2 porzioni

Dimensione della dose: 1 tazza

Tempo di preparazione: 15 minuti

Tempo di cottura: 3 ore

Tempo totale: 3 ore e 15 minuti

INGREDIENTI

- 4 tazze d'acqua
- ½ tazza di succo di limone appena spremuto
- 1 ½ libbra nettarine, snocciolate e affettate

ISTRUZIONI PER LA COTTURA

1. Prima preriscaldare il forno fino a 200 * F.
2. Mescolare acqua e succo di limone in una ciotola.
3. Quindi immergere le nettarine nell'acqua di limone per 10 minuti.
4. E disponilo su una teglia.
5. Cuocere per 3 ore o fino a completa asciugatura.

Ceci Spagnoli

Resa: 2 porzioni

Dimensione della dose: ½ ciotola

Tempo di preparazione: 2 minuti

Tempo di cottura: 30 minuti

Tempo totale: 32 minuti

INGREDIENTI

- 1 cucchiaino. succo di limone
- 1 ½ cucchiaino. paprika affumicata
- 1 cucchiaino di scorza di limone
- 15 once ceci in scatola non salati, sciacquati e scolati

ISTRUZIONI PER LA COTTURA

1. Preriscaldare prima il forno fino a 350 * F.
2. Lancia tutti gli ingredienti in una ciotola e mescola bene.
3. Quindi trasferire in una teglia.
4. E cuocere per 30 minuti.
5. Lascia raffreddare prima di servire.

Panino Di Mele

Resa: 2 porzioni

Dimensione della dose: 1 panino

Tempo di preparazione: 10 minuti

Tempo di cottura: 0 minuti

Tempo totale: 10 minuti

INGREDIENTI

- 3 cucchiai. muesli
- 2 mele, tagliate a rondelle spesse
- 1 cucchiaino. succo di limone
- 3 cucchiai. burro di mandorle

ISTRUZIONI PER LA COTTURA

1. Prima spennellare le fette di mela con il succo di limone.
2. Quindi distribuire il burro di mandorle sopra di esso.
3. Quindi cospargere con il muesli.
4. E posizionare le restanti fette di mela sopra.

Chips Croccanti Di Cavolo

Resa: 8 porzioni

Dimensione della dose: 1 tazza

Tempo di preparazione: 10 minuti

Tempo di cottura: 45 minuti

Tempo totale: 55 minuti

INGREDIENTI

- 1 cucchiaio. cipolla in polvere
- ¼ tazza di latte di soia non zuccherato
- ¼ cucchiaino. buon sale marino
- 2 mazzetti di kale, tagliati a pezzi
- 1 tazza di peperoni rossi, arrosto e tritato
- 1 cucchiaio di succo di limone
- ¼ tazza di lievito alimentare
- 1 tazza di anacardi
- 3 spicchi d'aglio

ISTRUZIONI PER LA COTTURA

1. Prima immergere gli anacardi in acqua per 1 ora.
2. Quindi preriscaldare il forno a 275 * F.
3. Prendi tutti gli ingredienti tranne il cavolo in un frullatore.
4. E sfumare fino a che liscio.
5. Quindi coprire la teglia con la pergamena.
6. Toss il cavolo con la miscela di anacardi.
7. Distribuire la kale in un unico strato su una teglia.
8. Cuocere per 45 minuti.
9. Lascia raffreddare prima di servire.

Semi Di Zucca Condito

Resa: 1 porzione

Dimensione della dose: 1 tazza

Tempo di preparazione: 5 minuti

Tempo di cottura: 10 minuti

Tempo totale: 15 minuti

INGREDIENTI

- 1 cucchiaio. ridotto brodo vegetale di sodio
- 2 cucchiai. lievito nutrizionale
- 1 tazza di semi di zucca
- 1 cucchiaio. prezzemolo tritato

ISTRUZIONI PER LA COTTURA

1. Preriscaldare prima il forno fino a 350 * F.
2. Quindi mettere tutti gli ingredienti in una ciotola.
3. E mescolare bene.
4. Stendere il composto su una teglia.
5. E cuocere per 10 minuti.

Stone Fruit Trifle

Resa: 12 porzioni

Dimensione della dose: 1 piattino

Tempo di preparazione: 10 minuti

Tempo di cottura: 25 minuti

Tempo totale: 35 minuti

INGREDIENTI

- 2 tazze di yogurt alla vaniglia a basso contenuto di grassi
- 2 cucchiai. miele
- 3 libbre. Frutti misti (prugne, pesche, nettarine e così via), tagliati a metà e snocciolati
- 12 once. torta senza glutine per l'angelo, affettata
- 1 cucchiaio. acqua
- 2 cucchiai. foglie di timo fresco, tritate

ISTRUZIONI PER LA COTTURA

1. Preriscaldare prima la griglia.
2. In una ciotola, mescolare il miele e l'acqua.
3. Rivestire la parte superiore dei frutti con un po 'di questa miscela.
4. E grigliare per 10 minuti.
5. Capovolgere e rivestire anche l'altro lato.
6. Grigliare per altri 10 minuti.

7. Quindi, grigliare le fette di torta per 3 minuti.

8. Quindi tagliare la torta in pezzi di dimensioni morso.

9. Tagliare la frutta grigliata a pezzi più piccoli.

10. Mescolare con il timo e la miscela di miele rimanente.

11. Dividi lo yogurt in piatti di piccole dimensioni e completa con questa miscela.

12. Raffreddare in frigorifero per alcuni minuti prima di servire.

Galleggianti Al Limone

Resa: 4 porzioni

Dimensione della dose: 1 bicchiere

Tempo di preparazione: 5 minuti

Tempo di cottura: 0 minuti

Tempo totale: 5 minuti

INGREDIENTI

- 8 rametti di rosmarino, schiacciati
- 2 tazze di gelato al limone
- 1 limone, seminato e quarto di taglio
- 2 cucchiai di succo di limone

ISTRUZIONI PER LA COTTURA

1. Dividi il gelato tra 4 bicchieri.

2. Versare il succo di limone sulla parte superiore del gelato.

3. Guarnirlo con il rosmarino e le fette di limone prima di servire.

Capitolo Nove

Ricette di pollame

Turchia Con Coriandolo E Pepe In Grani

Resa: 14 porzioni

Dimensione della dose: 1 porzione

Tempo di preparazione: 20 minuti

Tempo di cottura: 3 ore

Tempo totale: 3 ore e 20 minuti

INGREDIENTI

- 3 cucchiai. burro ammorbidito
- 3 cucchiai. semi di coriandolo
- 15 libbre. Tacchino, frattaglie e collo rimossi
- 2 cucchiaini. semi di finocchio
- 1 cucchiaio. grani di pepe nero
- 1 ½ cucchiaio. grani di pepe rosa
- 4 foglie di alloro
- 6 cucchiai. sale marino grezzo
- ¼ tazza di buccia di pompelmo
- 3 cucchiai. zucchero di canna

ISTRUZIONI PER LA COTTURA

1. Prendete i grani di pepe, il coriandolo, il finocchio e le foglie di alloro in una padella a fuoco medio.

2. Quindi cuocere per 3 - 5 minuti.

3. Lasciare raffreddare in una ciotola.

4. Utilizzare una smerigliatrice per battere la miscela e renderla in polvere.

5. Aggiungi la scorza, lo zucchero, il burro e il sale. Mescolalo bene.

6. Versare la miscela dappertutto sul tacchino.

7. Tostalo nel forno a 325 * F per 1 ora.

8. Quindi aumentare la temperatura a 375 * F e arrostirla per altre 2 ore.

9. Quindi guarnire come si desidera e servirlo ai tuoi amici e familiari.

Tacchino Al Forno Con Pelle Croccante

Resa: 14 porzioni

Dimensione della dose: 1 porzione

Tempo di preparazione: 20 minuti

Tempo di cottura: 1 ora e 40 minuti

Tempo totale: 2 ore

INGREDIENTI

- ¼ tazza di olio d'oliva
- 2 cucchiai. foglie fresche di rosmarino, tritate
- 1 intero tacchino, le frattaglie rimosse

- Sale e pepe a piacere

ISTRUZIONI PER LA COTTURA

1. Per prima cosa devi asciugare il tacchino con carta assorbente.
2. Metterlo in una teglia quando diventa arrosto, quindi lasciarlo riposare in frigorifero durante la notte.
3. Il giorno successivo preriscaldate il forno a 350 * F.
4. In una ciotola prendere l'olio, il rosmarino, il sale e il pepe e mescolare bene.
5. Strofina la miscela dappertutto sul tacchino.
6. Condisci anche l'interno del tacchino.
7. Arrosto in forno per 1 ora e 15 minuti.
8. Quindi aumentare la temperatura a 475 * F e arrostirla per altri 15 minuti.
9. Rimuoverlo dal forno.
10. Attendere circa 25 minuti prima di affettare.
11. E poi servilo.

Tetrazzini Di Pollo

Resa: 6 porzioni

Dimensione della dose: 1 tazza

Tempo di preparazione: 15 minuti

Tempo di cottura: 30 minuti

Tempo totale: 45 minuti

<h1 style="text-align:center">INGREDIENTI</h1>

- 1 cucchiaio. olio d'oliva
- Spray per olio da cucina
- ½ cucchiaio. burro
- 8 oz. funghi, affettati
- Sale e pepe a piacere
- 4 cucchiai. erba cipollina tritata e divisa
- ½ libbra di tagliatelle per capelli d'angelo integrale, cotte secondo le indicazioni sulla confezione
- 1 tazza di piselli surgelati, scongelati
- 2 tazze di petto di pollo, cotte e tritate
- 6 cucchiai. Parmigiano grattugiato e diviso
- ½ cipolla, tritata
- 2 ½ cucchiai. Farina
- 1 brodo di pollo a ridotto contenuto di sodio
- ¼ tazza di latte magro
- ¼ cucchiaino. Noce moscata

<h2 style="text-align:center">ISTRUZIONI PER LA COTTURA</h2>

1. Preriscaldare prima il forno fino a 375 * F.
2. Rivestire la casseruola con lo spray da cucina.
3. Prendi una padella a fuoco medio.
4. In quella padella far rosolare la cipolla nel burro.
5. Quindi aggiungere funghi, sale e pepe.
6. Cuocilo per alcuni minuti.

7. Aggiungi i piselli e cuoci per altri 2 minuti.

8. Metti la pasta cotta in una terrina e aggiungi il composto di cipolla.

9. Nella stessa casseruola scaldare l'olio d'oliva e aggiungerlo nella farina e nel brodo.

10. Mescolare bene fino a quando non ci sono più grumi in esso.

11. Aggiungi il latte e la noce moscata nella miscela.

12. Condire la miscela con sale e pepe.

13. Tira la pasta nella miscela.

14. In cima metti i formaggi.

15. Cuocere per 15 minuti.

16. E servirlo mentre è caldo.

Pollo Alle Olive E Pepe Rosso Arrostito

Resa: 6 porzioni

Dimensione della dose: 1 fetta

Tempo di preparazione: 15 minuti

Tempo di cottura: 15 minuti

Tempo totale: 30 minuti

INGREDIENTI

- 1 tazza di peperoni rossi, arrosto e affettato
- 2 cucchiaini. foglie di artemisia disseccate
- 1 cucchiaino. Pepe nero macinato
- 2 tazze di pollo, cotte e tritate

- 1 sfogliatina surgelata

- 1 uovo, battuto

- ½ tazza di olive tritate

- 1 tazza di parmigiano grattugiato

ISTRUZIONI PER LA COTTURA

1. Prima preriscaldare il forno fino a 400 * F.

2. Quindi tagliare la sfoglia in due lunghe forme rettangolari.

3. Metti questi fogli in una teglia.

4. (Piegare) i bordi del foglio di pasta.

5. Spazzola i fogli con l'uovo sbattuto (le uova che hai già battuto in una ciotola)

6. Quindi prendete i peperoni, il pollo e le olive e versateli all'interno del bordo.

7. Cospargere il dragoncello, il pepe e il formaggio sulla miscela.

8. Cuocere la miscela in forno per 15 minuti.

9. Dopo la cottura affettare ogni foglio in 3 pezzi.

10. Servitelo mentre è caldo.

Sonoma Di Pollo

Resa: 8 porzioni

Dimensione della dose: 1 tazza

Tempo di preparazione: 10 minuti

Tempo di cottura: 25 minuti

Tempo totale: 35 minuti

INGREDIENTI

- ¾ tazza di noci pecan, tostato
- 2 cucchiaini. semi di papavero
- Petti di pollo da 2 libbre (disossati e senza pelle)
- 5 cucchiaini. miele
- 1 tazza di maionese
- 4 cucchiaini. aceto di sidro di mele
- ¼ cucchiaino. buon sale marino
- ¼ cucchiaino. Pepe nero macinato
- ½ tazza d'acqua
- 3 gambi di sedano, tagliati a fettine sottili
- 2 tazze di uva rossa senza semi, dimezzata

ISTRUZIONI PER LA COTTURA

1. Prendi il miele, i semi di papavero, la mayo, l'aceto, il sale e il pepe in una ciotola e mescolali bene.
2. Quindi raffreddare in frigorifero per alcuni minuti.
3. Preriscaldare il forno a 375 * F.
4. Disporre i petti di pollo su una teglia.
5. Coprire la padella con un foglio molto bene.
6. E cuocialo per 25 minuti.
7. Lasciarlo raffreddare e poi tagliarlo a cubetti.
8. Metti i cubetti di pollo in una grande ciotola.
9. Aggiungi i pecan, il sedano e l'uva nei cubetti di pollo.
10. Toss con il condimento e poi servirlo.

Arrosto Di Tacchino Con Mele

Resa: 12 porzioni

Dimensione della dose: 1 porzione

Tempo di preparazione: 20 minuti

Tempo di cottura: 2 ore e 20 minuti

Tempo totale: 2 ore e 40 minuti

INGREDIENTI

- 5 cipolle, quarto di taglio
- Sale e pepe a piacere
- 5 mele sbucciate, con anima e quarto di taglio
- 2 cucchiai. burro, sciolto
- 2 spicchi d'aglio, tritati
- 1 intero tacchino, frattaglie e collo rimossi
- ¼ tazza di salvia fresca, tritata

ISTRUZIONI PER LA COTTURA

1. Preriscaldare prima il forno a 475 * F.
2. Asciugare il tacchino con salviette di carta.
3. Spazzolare l'esterno con burro.
4. Unisci aglio, salvia, sale e pepe in una ciotola e mescola bene.
5. Strofinare la miscela all'esterno e all'interno del tacchino.
6. Lega le gambe del tacchino usando (stringa).

7. Quindi mettere il tacchino in una teglia.

8. Quindi metterlo nel forno e cuocere per 20 minuti.

9. Metti le fette di mela e le cipolle intorno al tacchino e arrostiscilo per altre 2 ore.

10. Lasciare riposare per 30 minuti prima di scolpire (tagliare a pezzi)

Burrito Di Pollo

Resa: 6 porzioni

Dimensione della dose: 1 capo

Tempo di preparazione: 10 minuti

Tempo di cottura: 10 minuti

Tempo totale: 20 minuti

INGREDIENTI

- 2 tazze di carne di pollo arrosto, triturati
- 6 cucchiai. panna acida
- 2 cucchiaini. olio vegetale
- 1 tazza di salsa
- 3 tazze di foglie di spinaci, tritate
- 1 cipolla, a dadini
- 6 tortillas di grano integrale, riscaldate
- 1 tazza di chicchi di mais
- 1 tazza e ½ tazza di riso integrale, cotta

1. Prendi prima l'olio vegetale in una padella a fuoco medio.

2. Rosolare la cipolla fino a renderla morbida.

3. Aggiungi i chicchi di mais e continua a mescolare finché non diventa marrone dorato.

4. Mescolare il riso e il pollo.

5. Mescolare la panna acida e la salsa.

6. Disporre gli spinaci sopra ogni tortilla.

7. Mestoli la miscela di pollo in cima.

8. Piegare la parte superiore, avvolgere strettamente e fissare.

9. Ripeti la stessa ricetta con il resto delle tortillas.

Petto Di Tacchino Al Rosmarino

Resa: 6 porzioni

Dimensione della dose: 1 filetto di petto di tacchino

Tempo di preparazione: 20 minuti

Tempo di cottura: 1 ora e 45 minuti

Tempo totale: 2 ore e 5 minuti

INGREDIENTI

- Filetto di petto di tacchino da 5 libbre

- 2 cucchiai. burro, sciolto

- 1 ¾ cucchiaino. sale marino grezzo

- 1 cucchiaio. foglie fresche di rosmarino, tritate
- 2 cucchiai. foglie di salvia fresca, tritate
- 1 cucchiaino. Pepe nero macinato

ISTRUZIONI PER LA COTTURA

1. Prima preriscaldare il forno a 325 * F.
2. Quindi in una ciotola prendere le erbe, salare e pepare e mescolare bene.
3. Strofinare la parte superiore dei filetti di tacchino con il burro.
4. Spruzzare la miscela di erbe su tutto il tacchino.
5. Disporre correttamente i filetti su una teglia.
6. Quindi arrostirlo per 1 ora e 15 minuti.
7. E aumentare la temperatura a 425 * F.
8. Arrosta il tacchino per 30 minuti.
9. Lasciare raffreddare in frigorifero per 15 minuti.
10. Servilo caldo.

Parmigiano Di Pollo Al Forno

Resa: 6 porzioni

Dimensione della dose: 1 filetto di petto di pollo

Tempo di preparazione: 15 minuti

Tempo di cottura: 40 minuti

Tempo totale: 55 minuti

INGREDIENTI

- 2 cucchiai. timo fresco, tritato
- 1 uovo
- 6 filetti di petto di pollo, disossati e senza pelle
- ¼ tazza di latte magro
- ½ tazza di parmigiano grattugiato
- Spray da cucina
- ¾ tazza di pangrattato di panko
- ¾ cucchiaino. buon sale marino

ISTRUZIONI PER LA COTTURA

1. Preriscaldare prima il forno fino a 425 * F.
2. Metti una gratella sulla parte superiore della tua teglia.
3. Rivestire questo con spray per olio da cucina.
4. Prendi una ciotola e mescola bene l'uovo e il latte.
5. In un'altra ciotola unire il formaggio, il pane grattugiato, il sale e il timo e mescolare bene.
6. Immergere ciascuno dei filetti di pollo nella miscela di uova e quindi dragare con la miscela di pane grattugiato.
7. Quindi mettere i pezzi di pollo impanati sulla griglia.
8. Cuocere in forno per 35 - 40 minuti o finché non diventa marrone dorato.

Posole Di Pollo

Resa: 8 porzioni

Dimensione della dose: 1 ciotola

Tempo di preparazione: 15 minuti

Tempo di cottura: 30 minuti

Tempo totale: 45 minuti

INGREDIENTI

- 1 cucchiaio. olio di canola
- ⅛ cucchiaino. peperoncino di Cayenna
- 1 cipolla, a dadini
- 2 ½ tazze di chicchi di mais
- 2 lime, affettati a spicchi
- 5 tazze di foglie di bietola e steli, tritate
- 3 cucchiai. origano, tritato
- 5 peperoni Poblano, affettati
- Brodo di pollo di sodio ridotto a 5 ½ tazza
- ½ cucchiaino. sale marino
- Petto di pollo da 1 ½ libra (disossato e senza pelle)
- 5 spicchi d'aglio, tritati

ISTRUZIONI PER LA COTTURA

1. Versare l'olio di colza in una pentola a fuoco medio.
2. Quindi aggiungere cipolla, aglio e peperoni nell'olio.
3. E cuocere per 8 minuti.
4. Aggiungere il brodo, il sale e il pollo nella miscela.

5. Quindi cuocere per 20 minuti.

6. Rimuovere la pentola dal fuoco.

7. Togliere il pollo e frantumarlo o tagliarlo su un tagliere molto bene.

8. Quindi versare nuovamente nella pentola e aggiungere il mais, la bietola e
   l'origano.

9. Condire con il Caienna e guarnire con le fette di lime prima di servire.

Capitolo Dieci

Ricette Vegane / Vegetariane

Uova Vegane E Viziate

Resa: 12 porzioni

Dimensione della dose: 1 "uovo"

Tempo di preparazione: 15 minuti

Tempo di cottura: 30 minuti

Tempo totale: 45 minuti

INGREDIENTI

- ¼ tazza di tofu di seta, scolata
- ½ tazza di maionese vegana
- 12 patate novelle, tagliate a metà in senso incrociato
- 2 cucchiaini. olio extravergine d'oliva
- 1 cucchiaino. Curcuma
- 1 cucchiaio. senape di Digione
- ½ cucchiaino. sale marino grezzo
- Spray da cucina
- ¼ cucchiaino. Pepe nero appena macinato

- 1 cucchiaino. paprika dolce

ISTRUZIONI PER LA COTTURA

1. Preriscaldare il forno fino a 350 * F.
2. Spruzzare la teglia con lo spray da cucina.
3. Metti le patate in una grande ciotola.
4. Quindi versare l'olio d'oliva sulle patate e mescolare per bene.
5. Adagiateli sulla teglia con il lato tagliato verso il basso.
6. E arrosto per 30 minuti.
7. Togliere le patate dal forno e lasciarle raffreddare.
8. Scavare la parte centrale delle patate.
9. Metti questo nel robot da cucina insieme al resto degli ingredienti.
10. Mescola fino a renderla liscia.
11. Riempire la patata a metà con questa miscela.
12. Raffreddare in frigorifero per mezz'ora prima di servire.

Tempeh E Piatto Di Tofu

Resa: 4 porzioni

Dimensione della dose: 1 ciotola

Tempo di preparazione: 10 minuti

Tempo di cottura: 35 minuti

Tempo totale: 45 minuti

INGREDIENTI

- 2 cucchiai. prezzemolo tritato

- ½ tazza di tempeh, affettata
- 20 once. riso al gelsomino, cotto
- 2 spicchi d'aglio, schiacciati e tritati
- 1 peperone verde tritato
- 1 tazza di sedano, tritato
- 1 cipolla, tritata
- 14,5 once fagioli in scatola
- ½ tazza di tofu, affettato

ISTRUZIONI PER LA COTTURA

1. In primo luogo cuocere il tempeh in una padella per 20 minuti.
2. Quindi aggiungere la cipolla, l'aglio, il peperone e il sedano. E cuocere per 5 minuti.
3. Versare questo composto in una pentola.
4. Aggiungi il tofu e i fagioli.
5. Quindi coprire il piatto.
6. Lasciate sobbollire per 30 minuti.
7. Servire la miscela di tempeh con riso cotto e prezzemolo.

Peperoni E Funghi Strapazzati

Resa: 4 porzioni

Dimensione della dose: 1 tazza

Tempo di preparazione: 15 minuti

Tempo di cottura: 10 minuti

Tempo totale: 25 minuti

INGREDIENTI

- 1 cucchiaino. basilico essiccato
- ½ cucchiaino. Curry in polvere
- 1 cipolla, tritata
- ½ cucchiaino. aglio granulato
- 6 funghi freschi, tritati
- ½ peperone verde tritato
- Pepe nero a piacere
- ½ peperone rosso tritato
- 1 cucchiaio. ridotto tamari di sodio
- 1 cucchiaino. olio vegetale
- 1 cucchiaio. mirino
- 16 once. tofu solido, sgocciolato e schiacciato

ISTRUZIONI PER LA COTTURA

1. Prendi l'olio vegetale in una padella.
2. Cuocere la cipolla, i funghi e i peperoni per 5 minuti nell'olio.
3. Mescolare tamari, mirin, tofu, curry in polvere e aglio.
4. Ridurre il calore.
5. E cuocere per altri 5 minuti.
6. Guarnire con pepe prima di servire.

Frittata Vegan Con Asparagi E Tofu

Resa: 6 porzioni

Dimensione della dose: 1 fetta

Tempo di preparazione: 15 minuti

Tempo di cottura: 30 minuti

Tempo totale: 45 minuti

INGREDIENTI

- ½ tazza di latte di cocco
- 14 once. tofu di seta, sgocciolato
- Pepe nero a piacere
- 1 porro, tritato
- ¼ cucchiaino. curcuma macinata
- 3 cucchiai. lievito nutrizionale
- ½ tazza di basilico fresco tritato
- 1/2 tazza di punte di asparagi
- 1 cucchiaio. tahini
- 2 cucchiai. amido di mais
- 14 once. tofu solido, sgocciolato e sbriciolato
- ¼ tazza di olive di Kalamata, denocciolate e tritate
- ½ tazza di peperoni rossi, tostati e tritati

ISTRUZIONI PER LA COTTURA

1. Preriscaldare il forno a 400 * F.
2. Allineare una padella antiaderente con la pergamena.

3. Mettere il latte di cocco, il tofu di seta, il tahini, l'amido di mais, la curcuma, il lievito e il pepe nero in un robot da cucina.

4. Frulla fino a quando non diventa liscia.

5. Metti una padella a fuoco medio.

6. Cuocere i porri per 5 minuti.

7. Aggiungi le punte di asparagi, il tofu sbriciolato, le olive e i peperoni rossi.

8. Cuocere per altri 5 minuti.

9. Metti questo e la miscela di tofu puré in una ciotola e mescola bene.

10. Quindi aggiungere questa combinazione nella padella antigelo.

11. Cuocere in forno per 20 minuti.

12. Lasciare raffreddare prima di affettare.

Capellini E Verdure Arrosto

Resa: 4 porzioni

Dimensione della dose: 1 ciotola

Tempo di preparazione: 15 minuti

Tempo di cottura: 1 ora e 5 minuti

Tempo totale: 1 ora e 20 minuti

INGREDIENTI

- ½ cucchiaino. arrowroot
- 10 spicchi d'aglio, pelati e tagliati a metà
- 1 cucchiaio. aceto balsamico
- 1 bicchiere di vino rosso

- Pepe nero a piacere

- 3 pomodori, a cubetti

- 1 bulbo di finocchio, a cubetti

- 2 cucchiaini. olio d'oliva

- ¼ cucchiaino. fiocchi di peperoncino rosso, schiacciati

- 8 oz. pasta di capellini, cucinata secondo le indicazioni sulla confezione

- ¼ cucchiaino. origano intero secco

- 8 oz. cipolle cippolini, a dadini

ISTRUZIONI PER LA COTTURA

1. Preriscaldare prima il forno a 375 * F.
2. Mettete l'aglio, le cipolle e l'olio d'oliva in una teglia.
3. Toss to blend.
4. Condire con il pepe nero.
5. Infornare per 30 minuti, mescolando a metà.
6. Aggiungi i pomodori, il finocchio, il peperoncino e l'origano.
7. Cuocere per altri 15 minuti.
8. Quindi versare l'aceto e il vino e aggiungere la radice di freccia.
9. Cuocere per 25 minuti.
10. Guarnisci il composto vegetale versando la pasta in cima e poi servi.

Hash Di Patate E Funghi

Resa: 6 porzioni

Dimensione della dose: 1 tazza

Tempo di preparazione: 5 minuti

Tempo di cottura: 50 minuti

Tempo totale: 55 minuti

INGREDIENTI

- 4 spicchi d'aglio, schiacciati e tritati
- Prezzemolo tritato per guarnire
- 3 patate viola, a dadini
- 1 cipolla, a dadini
- 3 patate grandi a cubetti
- 1 lb. funghi, tritati
- 4 foglie di salvia fresca tagliate a fettine sottili

ISTRUZIONI PER LA COTTURA

1. Preriscaldare il forno a 375 * F.
2. Disporre le patate su una teglia.
3. Arrosto per 30 minuti.
4. Metti una padella a fuoco medio.
5. Rosolare la cipolla e i funghi per 10 minuti.
6. Quindi aggiungere le patate arrosto, la salvia e l'aglio.
7. Cuocere per aggiunta 10 minuti.
8. Guarnire con il prezzemolo prima di servire.

Salsa "Olandese" Vegana

Resa: da 2 a 3 porzioni

Dimensione della dose: 1 cucchiaio

Tempo di preparazione: 5 minuti

Tempo di cottura: 0 minuti

Tempo totale: 5 minuti

INGREDIENTI

- ¼ cucchiaino. peperoncino di Cayenna
- ½ cucchiaino. curcuma macinata
- ½ tazza di acqua calda
- 2 cucchiaini. senape di Digione
- 1 cucchiaio. succo di limone
- ¾ tazza di burro di anacardi biologici
- 1 cucchiaino. polvere d'aglio
- 1 cucchiaino. scorza di limone

ISTRUZIONI PER LA COTTURA

1. Prendi tutti gli ingredienti in un frullatore o robot da cucina.
2. Mescolare fino a quando non diventa liscio.
3. Quindi servirlo con i cracker.

Tofu Scramble

Resa: 4 porzioni

Dimensione della dose: 1 tazza

Tempo di preparazione: 5 minuti

Tempo di cottura: 8 minuti

Tempo totale: 13 minuti

INGREDIENTI

- ⅛ cucchiaino. buon sale marino
- ½ peperone giallo, quarto di taglio
- 3 spicchi d'aglio
- ½ cipolla, quarto di taglio
- 14 once. tofu solido, sgocciolato e sbriciolato
- 1 pomodoro, quarto di taglio
- 2 tazze di foglie di spinaci

ISTRUZIONI PER LA COTTURA

1. Per prima cosa aggiungi il peperone, il pomodoro, gli spinaci, l'aglio e la cipolla all'elicottero.
2. Pulse fino a tagliare finemente.
3. Quindi cuocere a fuoco lento questa miscela in una padella a fuoco medio.
4. Aggiungere il tofu e condire con sale.
5. Cuocere per 8 minuti.
6. E servire caldo.

Chili Chipotle Vegetariano

Resa: 4 porzioni

Dimensione della dose: 1 ciotola

Tempo di preparazione: 5 minuti

Tempo di cottura: 35 minuti

Tempo totale: 40 minuti

INGREDIENTI

- 15 once fagioli in scatola, sciacquati e scolati
- ½ tazza di cipolla tritata
- 1 ½ tazza di peperoni
- 1 cucchiaio. peperoni chipotle in salsa adobo, tritati
- 1 oncia. mix di condimento chili
- 1 tazza di acqua
- 2 cucchiai. olio vegetale
- 1 cucchiaio. panna acida
- ½ tazza di carota, tritata
- 1 cucchiaino. cipolle verdi tritate
- 15 once fagioli neri in scatola, sciacquati e scolati
- 28 oz. pomodori a cubetti in scatola, non drenati
- 2 cucchiai. formaggio cheddar, grattugiato

ISTRUZIONI PER LA COTTURA

1. Per prima cosa versare l'olio vegetale in una pentola a fuoco medio.
2. Quindi cuocere la cipolla e le carote nell'olio per 3 minuti.

3. Aggiungere i peperoni, i chipotles e il condimento e mescolare bene.

4. E aggiungi acqua, fagioli e pomodori.

5. Cuocere a fuoco lento (bollire) per 30 minuti.

6. Quindi servirlo con formaggio, cipolle verdi e panna acida.

Toast Alla Francese Alla Mandorla

Resa: 6 porzioni

Dimensione della dose: 2 fette di pane

Tempo di preparazione: 5 minuti

Tempo di cottura: 5 minuti

Tempo totale: 10 minuti

INGREDIENTI

- 1 tazza di latte di mandorle non zuccherato
- ¼ cucchiaino. estratto di mandorla puro
- ¼ cucchiaino. cannella in polvere
- ¼ tazza di tofu schiacciato
- Spray da cucina
- 12 fette di pane integrale
- Zucchero a velo
- 2 cucchiai. burro di mandorle
- 6 cucchiai. mandorle, tostate e scheggiate

ISTRUZIONI PER LA COTTURA

1. Prendere il tofu, la cannella, il latte di mandorle, l'estratto di mandorle e il burro di mandorle in un frullatore. Mescola fino a quando diventa liscia.
2. Quindi versare il composto in un piatto poco profondo.
3. Rivestire una padella con olio da cucina.
4. Mettilo a fuoco medio.
5. Quindi immergere ciascuna delle fette di pane nella miscela di latte di mandorle.
6. Farla rosolare nella padella.
7. E cuocere per circa 2 minuti.
8. Girare e cuocere l'altro lato per 2 minuti.
9. Guarnire con lo zucchero a velo e le mandorle.

Hamburger Vegetariano

Resa: 6 porzioni

Dimensione della dose: 1 tortino rotondo e 1 fetta di formaggio

Tempo di preparazione: 30 minuti

Tempo di cottura: 1 ora e 30 minuti

Tempo totale: 2 ore

INGREDIENTI

- 1 cucchiaino. sale marino
- Pepe nero a piacere
- 2 fette di pane
- 2 cucchiai. olio extravergine d'oliva, diviso

- 1 cipolla, a dadini

- 1/4 tazza di riso rosso

- 6 fette di formaggio cheddar a basso contenuto di grassi

- ½ tazza di funghi porcini secchi

- 1 tazza di acqua calda

- 2 spicchi d'aglio, schiacciati e tritati

- 1 carota, a dadini

- 8 oz. funghi freschi, tritati

- 1 cucchiaino. Timo essiccato

ISTRUZIONI PER LA COTTURA

1. Immergere i funghi secchi in acqua calda per 20 minuti.

2. Satana il liquido e trita i funghi sul tagliere.

3. Quindi macinare il pane fino a quando non si trasforma in briciole fini.

4. Versare metà dell'olio d'oliva in una casseruola.

5. Fai rosolare la cipolla, l'aglio e la carota per 5 minuti.

6. Quindi aggiungere i funghi sia freschi che secchi.

7. Condire con il timo, sale e pepe nero.

8. E aggiungi il riso e mescolalo bene.

9. Portare a ebollizione e poi fare sobbollire per 55 minuti.

10. Mescolare il pangrattato e trasferire il composto in una ciotola.

11. Prepara 6 polpette rotonde dalla miscela.

12. Tortini marroni nella padella per 5 minuti su entrambi i lati.

13. Guarnire con il formaggio cheddar.

Ratatouille Arrosto

Resa: 10 porzioni

Dimensione della dose: 1 tazza

Tempo di preparazione: 15 minuti

Tempo di cottura: 1 ora e 5 minuti

Tempo totale: 1 ora e 20 minuti

INGREDIENTI

- 1 libbra. Zucca, a dadini
- ¼ tazza di olio d'oliva
- 1 libbra. Melanzane, a dadini
- ½ libbra di cipolla gialla, a cubetti
- ½ libbra di peperone rosso a cubetti
- 3 cucchiai. origano fresco, tritato
- 3 spicchi d'aglio, schiacciati e tritati
- 3 oz. capperi, drenato
- ¼ cucchiaino. Pepe nero appena macinato
- ¼ cucchiaino. buon sale marino
- 1 libbra. Pomodori grandi, a dadini
- 1 libbra di zucchine, a dadini

ISTRUZIONI PER LA COTTURA

1. Prima preriscaldare il forno a 400 * F.
2. Lancia la melanzana sotto sale. Scolare in un colino.

3. In una grande ciotola, mescolare i pomodori, origano, aglio e pepe nero.

4. Quindi in una ciotola separata, lanciare la melanzana, il peperone, la cipolla, le zucchine e la zucca con olio d'oliva.

5. E mettere la miscela di verdure in una teglia.

6. Cuocere per 45 minuti.

7. Versare la miscela di pomodoro sulla tomaia.

8. E cuocere per altri 20 minuti.

9. Aggiungi i capperi e mescoli prima di servire.

Pancetta Alla Melanzana "Vegano"

Resa: 8 porzioni

Dimensione della dose: da 3 a 4 fette

Tempo di preparazione: 2 ore 10 minuti

Tempo di cottura: 1 ora e 30 minuti

Tempo totale: 3 ore e 40 minuti

INGREDIENTI

- 1 cucchiaio. olio d'oliva
- 2 cucchiai. aceto di mele
- ½ cucchiaino. paprika affumicata
- 1 ½ cucchiaino. buon sale marino
- 1 melanzana, affettata longitudinalmente in quarti
- ¼ tazza di zucchero di canna
- 1 cucchiaio. tamari basso contenuto di sodio
- ¼ di tazza d'acqua

- Spray da cucina

ISTRUZIONI PER LA COTTURA

1. Affetta le melanzane sottilmente.
2. Mettilo in un setaccio.
3. Cospargere con il sale.
4. Attendere 1 ora per eliminare l'umidità in eccesso.
5. Risciacquare e asciugare con carta assorbente.
6. In una piccola ciotola, mescolare molto bene acqua, aceto, zucchero, tamari, olio e paprica.
7. Quindi marinare le fette di melanzana in questa miscela per 1 ora.
8. Dopo quindi preriscaldare il forno a 250 * F.
9. Ungere la teglia.
10. Disporre le fette di melanzana in un unico strato.
11. E cuocere per 1 ora e mezza, o fino a quando non diventa croccante.

Tempeh Stroganoff

Resa: 4 porzioni

Dimensione della dose: 1 ciotola

Tempo di preparazione: 15 minuti

Tempo di cottura: 15 minuti

Tempo totale: 30 minuti

INGREDIENTI

- ½ cipolla, affettata sottilmente
- 2 spicchi d'aglio, schiacciati e tritati
- 1 cucchiaio. olio vegetale
- 2 tazze di riso integrale, cotte
- 2 cucchiai. prezzemolo tritato
- 1 cucchiaino. olio di sesamo, tostato
- 4 once. panna acida vegana a ridotto contenuto di grassi
- 1 cucchiaio. salsa vegetariana Worcestershire
- 1 grande fungo Portobello, gambo rimosso e affettato
- 1 impasto al sugo vegetariano confezionato, preparato secondo le indicazioni sulla confezione
- 8 oz. tempeh, tagliare a strisce

ISTRUZIONI PER LA COTTURA

1. Versare l'olio vegetale in una padella a fuoco medio.
2. Quindi cuocere le strisce di tempeh fino a doratura su entrambi i lati.
3. Togliere dalla padella e mettere da parte.
4. Cuocere la cipolla e l'aglio nella stessa padella per 5 minuti.
5. Versare l'olio di sesamo e la salsa Worcestershire.
6. Aggiungi i funghi e fai cuocere finché non si ammorbidisce.
7. Riportare il tempeh nella padella.
8. Mescolare la miscela di sugo preparata.
9. Aggiungi la panna acida vegana.
10. Cuocere fino a quando caldo.

11. Metti il riso in cima e guarnisci con il prezzemolo.

Budino Di Pane Vegano

Resa: 8 porzioni

Dimensione della dose: 1 tazza

Tempo di preparazione: 10 minuti

Tempo di cottura: 1 ora

Tempo totale: 1 ora e 10 minuti

INGREDIENTI

- ¼ tazza di erba cipollina fresca
- 6 tazze di pane integrale
- ⅓ tazza di farina di semi di lino
- 1 libbra di tofu di seta
- 12 once. strisce di tempeh, sbriciolato
- 1 libbra. Asparagi, tagliati, affettati e divisi
- ¼ cucchiaino. buon sale marino
- Spray da cucina
- 3 tazze di latte di mandorle non zuccherato
- ¼ cucchiaino. Pepe nero appena macinato
- ¼ tazza di prezzemolo fresco

ISTRUZIONI PER LA COTTURA

1. Preriscalda il forno a 350 * F.

2. Rivestire una casseruola con uno spray da cucina.

3. In un robot da cucina, aggiungere il latte di mandorle, i semi di lino, il tofu, il sale e il pepe.

4. In un piatto, mescolare prezzemolo, erba cipollina, cubetti di pane e tempeh.

5. Versare il composto di latte di mandorle sulla miscela di pane.

6. Trasferire nella casseruola e premere delicatamente verso il basso.

7. Stendere uno strato di asparagi su di esso.

8. Quindi cuocere per 50 minuti.

Conclusione

Per vivere in modo sano, devi guardare ciò che mangi. Se si vuole rimanere liberi da disturbi e tutti i tipi di condizioni di salute, è un must per mangiare cibi integrali naturali. La dieta alimentare completa ti aiuta a raggiungere questo obiettivo enfatizzando i cibi interi ed eliminando gli alimenti che hanno effetti negativi sulla salute per 30 giorni. Una dieta su cibi integrali ti aiuta a preoccuparti di ciò che metti nel tuo corpo e focalizza la tua attenzione sulla salute.

Con questo tipo di diete, potrai anche gustare piatti deliziosi e soddisfacenti senza mettere a rischio la tua salute.

****

Grazie per aver letto! Se ti è piaciuto questo libro o l'hai trovato utile, ti sarei molto grato se pubblicassi una breve recensione su Amazon. Il tuo supporto fa davvero la differenza e leggo personalmente tutte le recensioni in modo da poter ottenere il tuo feedback e rendere questo libro ancora migliore.

"Grazie ancora per il vostro sostegno!"